aktiv+gesund

Carola Bleis

Feldenkrais – Fit und beweglich auf sanfte Art

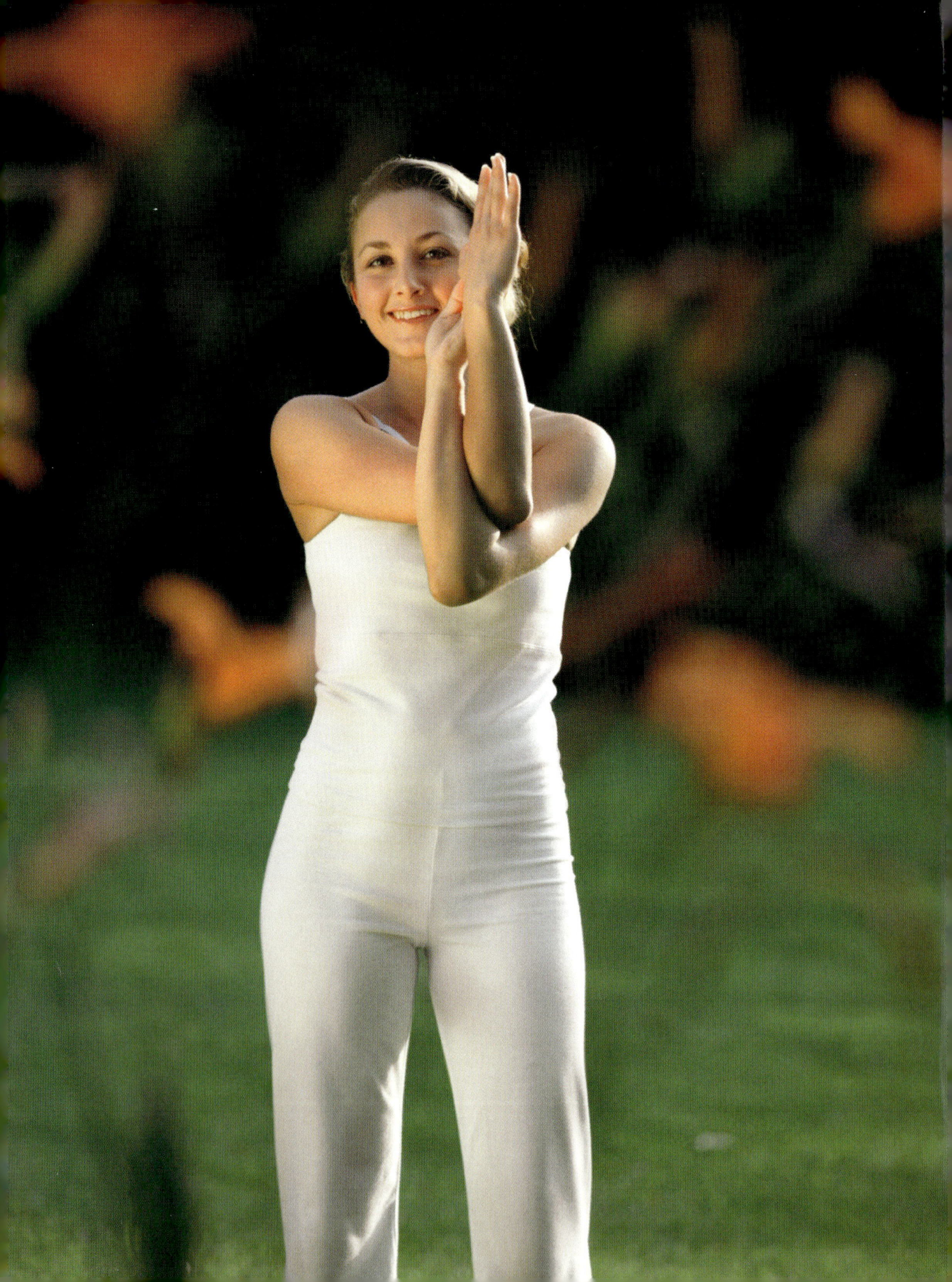

Carola Bleis

Feldenkrais

Fit und beweglich
auf sanfte Art

blv aktiv+gesund

In dieser Reihe sind bisher erschienen:

- Aktiv gegen Arthrose
- Atemgymnastik
- Augentraining im Alltag
- Bandscheibentraining mit dem Physioball
- Beckenbodengymnastik
- Erfolgreich gegen Cellulite
- Feldenkrais
- Herz-Kreislauf-Training
- Muskeltraining mit dem Thera-Band
- Die Nackenschule
- Die neue Knieschule
- Rückenschule für jeden Tag
- Schongymnastik
- Schongymnastik bei Rückenbeschwerden
- Schwangerschaftsgymnastik
- Stretching
- Wassergymnastik
- Venengymnastik
- Mit Yoga im Gleichgewicht

Inhaltsverzeichnis

Vorwort

Feldenkrais – eine faszinierende Methode

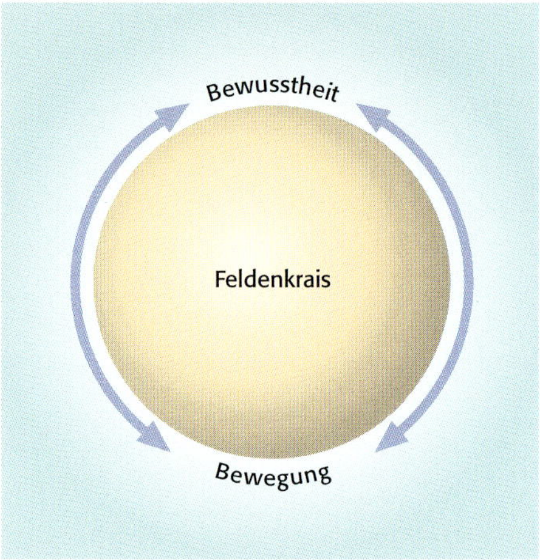

Liebe Leserinnen, liebe Leser,

die Einleitung zu diesem Buch beginnt mit einer kleinen Metapher: Die Feldenkrais-Methode ist eine Bewegungslehre. Diese besondere Art der Bewegung hat eigentlich nichts mit einem Kreis zu tun, die unterschiedliche Schreibweise verrät das ja. Und trotzdem passt das Sinnbild des Kreises zu dieser besonderen Bewegungsform. Ein Kreis, der sich schließt, wenn ich mir über mein tägliches Tun, Handeln und Bewegen bewusst werde. Es entsteht eine Selbsterkenntnis, die mir mehr Freiheit bringt.
»Wenn ich weiß was ich tue, kann ich tun was ich will« ist ein Zitat von Dr. Moshe Feldenkrais. Die Erkenntnis über die Vielfalt meiner Bewegungsmöglichkeiten gibt mir die Freiheit der Entscheidung. Neue Bewegungsmuster werden integriert und geankert. Bewegungsvielfalt entsteht. Der (Felden-)krais kann sich erweitern.

Isabella Marleen Dörries
Teilnehmerin an einem Feldenkrais-Kurs der Autorin

Einleitung

Neugier – eine positive Eigenschaft

Im Allgemeinen sind wir Menschen neugierig. Diese Neugier ist es, die uns zu immer neuen Entdeckungen, Erfahrungen und zu immer neuem Lernen führt. Neugier und Forscherdrang bringen einen Säugling dazu, aus der Bauchlage den Kopf zu heben, sich vom Rücken auf den Bauch zu rollen und dann eines Tages einmal mit dem Krabbeln zu beginnen. Neugier und Forscherdrang, gepaart mit der entsprechenden körperlichen Entwicklung, führen dazu, dass ein Kleinkind sich aufrichtet, auf seinen beiden Füßen steht, um seine Welt aus einer weiteren Perspektive entdecken zu können. Auf dem Wohnzimmertisch muss sich nur etwas Interessantes zeigen, und das Kleinkind wird sich an der Tischplatte hochziehen, zum Stehen kommen, um den neuen Gegenstand zu »begreifen«. Und das im wahrsten Sinne des Wortes. Mit größtem Interesse wird dieses Neue erkundet, mit allen Sinnen. Es findet fast eine Untersuchung statt: genauestens wird befühlt, angeschaut und sogar mit dem Geschmackssinn das Neue ausprobiert. All das ist sehr wichtig für die Entwicklung und hilft bei der Ausbildung unserer Sinne. Wenn nun unser Kleinkind zu gehen beginnt und irgendwann bemerkt, dass es im weiteren Umfeld stets noch mehr zu entdecken gibt, wird damit ein Entwicklungsprozess eingeleitet, der in den nächsten zehn bis zwölf Jahren größer ist als in den kommenden zwanzig Jahren im Leben dieses Erdenbürgers. Durch das große Interesse an seiner Umwelt entwickelt sich ein Kind und lernt von Tag zu Tag dazu. Verknüpfungen und Verschaltungen im Gehirn bilden sich. Das Erlernte wird abgespeichert, um später bei Bedarf darauf zurückgreifen zu können. Selbst gemachte Erfahrungen, das wissen wir alle, sind die wertvollsten. Deshalb ist es für jeden von uns wichtig, eigene Erfahrungen zu machen.

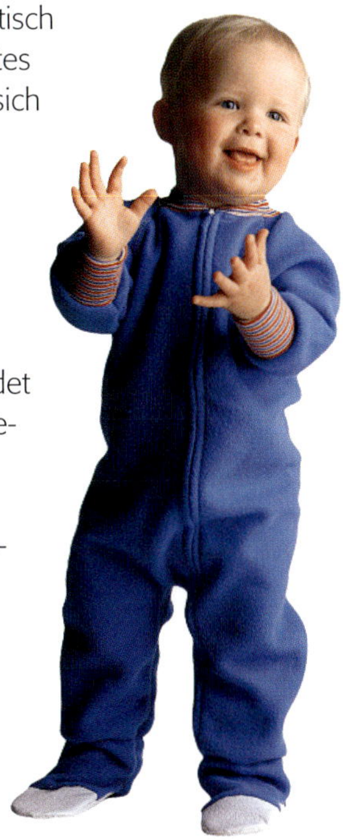

▲ **Neugier bringt das Kind vom Krabbeln zum Aufrichten.**

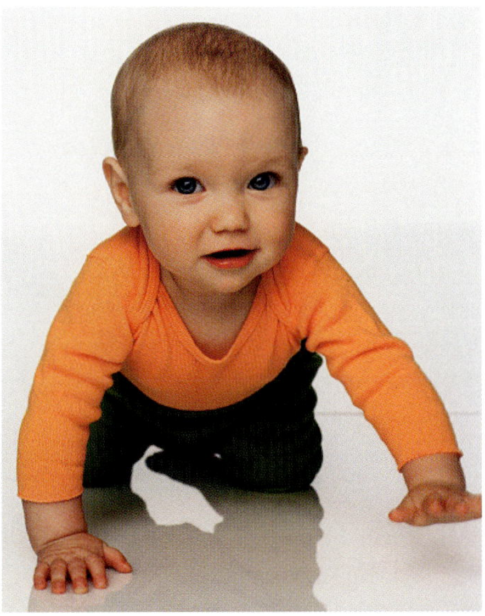

◀ **Neugier motiviert ein Kleinkind zur Bewegung.**

Körperfunktionen und Feldenkrais

Unser Gehirn

Die großartige Steuerungszentrale, der Zentralcomputer unseres Körpers, sorgt für die unterschiedlichsten und vielfältigsten Körperfunktionen. Zahlreiche Nerven leiten Impulse an Organe wie Herz, Lunge oder Verdauungstrakt und bestimmen so ihre Funktion. Der Herzschlag, die Atmung und unsere Verdauung werden von hier gesteuert, ohne dass wir daran zu denken haben. Aber auch Sinneseindrücke werden verarbeitet. Alles was wir hören, riechen, sehen, fühlen oder schmecken wird in unserem Gehirn gespeichert, damit wir im Bedarfsfall auf diese Erfahrung zurückgreifen können bzw. entsprechend weiterverarbeitet und analysiert. So alarmiert uns unter Umständen ein Brandgeruch. Das Gehirn meldet Feuergefahr. Auch beim Essen ist es unser Geschmacksinn,

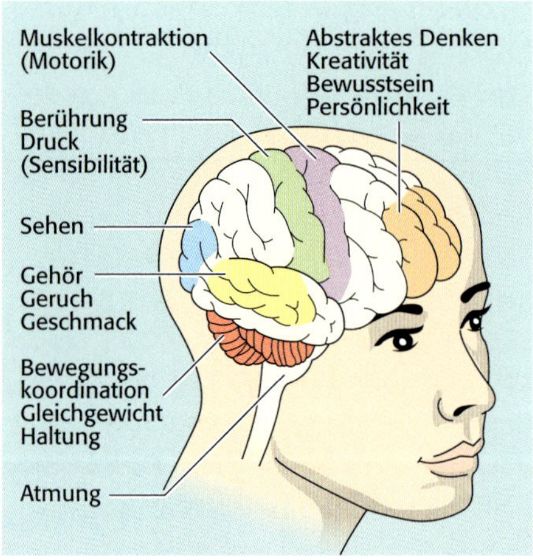

Das Gehirn: Position und Lage der unterschiedlichen Funktionszentren.

der uns auf etwaig verdorbene Speisen aufmerksam macht. Wichtige Funktionen, die unser Überleben sichern.

Darüber hinaus sorgt unser Gehirn aber auch für den Ablauf unserer Bewegungen. Ist die Entscheidung gefallen, die Hand zur Kaffeetasse zu führen, wird der Impuls über das Rückenmark und periphere Nervenbahnen weitergeleitet an unsere Muskulatur.

Feinabstimmungen, so genannte Feinmotorik, wird zwischen Gehirn und Muskulatur koordiniert und so als Bewegungsmuster gespeichert. Solche erlernten Bewegungsmuster sind für unser Leben wichtig und jederzeit abrufbar. Wir brauchen also nicht jedes Mal von neuem zu überlegen, wie wir vorwärts gehen, die Pedale unseres Fahrrades antreten oder die Kaffeetasse zum Mund führen, damit der darin enthaltene Kaffee auch wirklich in unserem Mund landet. Wie viel Krafteinsatz werden wir benötigen um die Tasse zu heben? Kein Problem für unser Nervensystem! Unzählige Male haben wir das getan. Unser Erinnerungsspeicher im Gehirn und unsere Muskulatur wissen, wie viel oder wie wenig Kraft nötig ist, diese Tasse anzuheben, ohne dass wir Inhalt oder Tasse wiegen müssten.

Als Erwachsene haben wir nun so unendlich viele dieser Muster in unserem Gehirn abgespeichert, sodass unser Forscherdrang und unsere Neugier nach Neuem stark nachlässt. Wir kennen vieles, wir wissen vieles. Neue Entdeckungen in punkto Bewegung sind scheinbar sowieso nicht mehr so wichtig. Schließlich können wir längst gehen, laufen, schwimmen, Rad fahren, tanzen und vieles mehr. Wir besitzen ein für uns typisches Bewegungsmuster, zum Beispiel unser persönliches Gangbild. Vielleicht ist es Ihnen schon einmal passiert, dass Sie einen guten Bekannten an seinem typischen Gang erkannt haben. So fest können individuelle Bewegungsmuster sein.

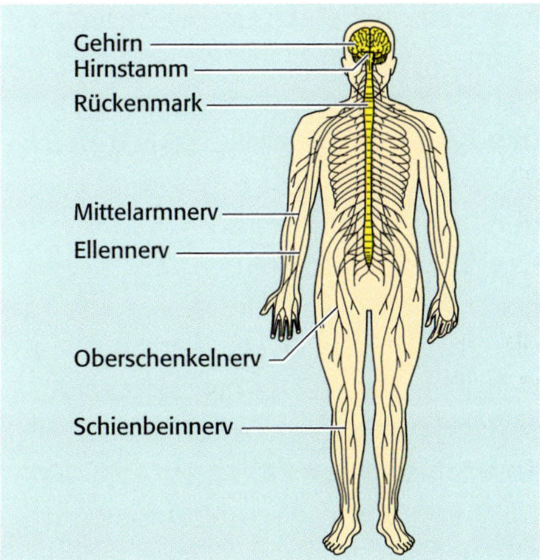

Das Nervensystem.

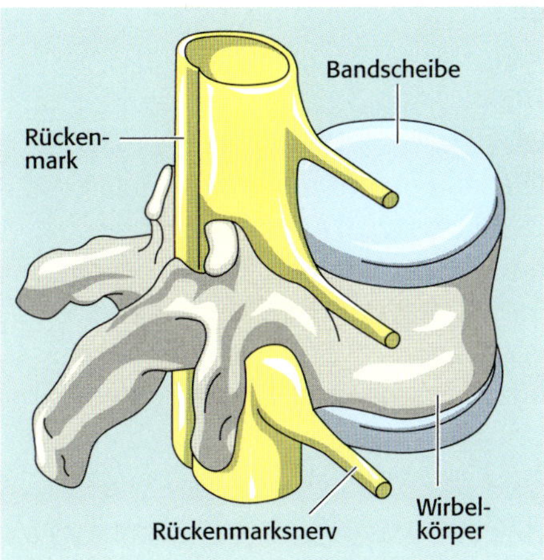

Position des Rückenmarks im Wirbelkanal.

Sie werden ein Teil unserer Persönlichkeit. Das ist auch völlig in Ordnung so. Ebenso gut ist es, wenn wir uns immer mal wieder von festen Mustern lösen um etwas neues oder anderes auszuprobieren. Das hält uns fit, aktiv, jung und gesund. Jede Abweichung von unseren gewohnten »Mustern« gibt neue Impulse für unser Gehirn und Nervensystem und damit für den gesamten Körper. Bereits Kleinigkeiten wie das Führen der Zahnbürste mit der linken Hand als gewohnter Rechtshänder aktiviert zahlreiche Gehirn- und Nervenzellen.

Tausende von Zellen im Gehirn sterben täglich ab. Das ist aber kein Grund zur Sorge, denn es gibt unzählige Zellen in unserem »Oberstübchen«, die nur darauf warten ihre Aufgabe zu übernehmen. Aber sie möchten von uns aktiviert werden. Weder unser geistiges noch unser körperliches Potenzial muss im Laufe der Jahre nachlassen, wenn wir es entsprechend fördern und fordern.

Die Bewegungslehre nach Dr. Moshe Feldenkrais ist ein idealer Aktivator für Körper und Geist, denn sie arbeitet mit der Bewusstheit und der Aufmerksamkeit eines jeden Einzelnen. Die Feldenkrais-Methode ist eine körperbezogene Selbsterfahrung. Jeder hat dadurch die Möglichkeit seine ganz individuellen Erfahrungen zu machen.

Die meist für uns ungewöhnlichen und trotzdem einfachen Bewegungsabläufe, sorgen für die entsprechende Inspiration von Körper und Geist. Diese Einfachheit der Bewegungen, die ohne Anstrengung ausgeführt werden, sorgen gleichzeitig über die Senkung des Muskeltonus für Entspannung von Körper und Geist.

Dr. Moshe Feldenkrais, der Vater der Methode

Ein eigenes Knieleiden brachte den 1904 geborenen Wissenschaftler Moshe Feldenkrais zur Entwicklung einer Bewegungslehre: der Feldenkrais-Methode. Viele Jahre war Feldenkrais enger Mitarbeiter des französischen Nobelpreisträgers Frédéric Joliet-Curie. Gemeinsam haben beide allererste Experimente auf dem Gebiet der Atomforschung durchgeführt.

Starke Schmerzen durch wiederholte Knieverletzungen brachten den bekannten Physiker im Jahr 1942 dazu, sein wissenschaftliches Denk- und Forschungsvermögen der Bewegungsabläufe des menschlichen Körpers zu widmen.

Die Alternative, sein Knie operieren zu lassen mit einer Prognose auf fünfzigprozentige Heilungschance, sorgte dafür, dass der passionierte und erfolgreiche Judokämpfer Feldenkrais – er war Träger des »schwarzen Gürtels« – sich von nun an mit der Erforschung von Muskulatur, Nervensystem und Psyche beschäftigte. Das ökonomische Nutzen der Muskelkraft, das Befreien von unnötiger körperlicher Anstrengung war ihm aus dem Judosport hinreichend bekannt. Je feiner und bewusster die Bewegung, umso größer ist der Lerneffekt für unser Gehirn und unseren Körper. Bereits ein sehr feiner Impuls erreicht unser Nervensystem und die Muskulatur. Selbst eine nur in der Vorstellung ausgeführte Bewegung gibt einen Impuls für unseren Bewegungsapparat, unsere Nerven, Muskeln und Gelenke. Der bekannte Satz »Weniger ist mehr!« hat in der Feldenkrais-Methode große Bedeutung. Bei seinen Forschungen an der Entstehung von Bewegungsabläufen entdeckte Feldenkrais, dass das menschliche Gehirn über unendlich viele ungenutzte Ressourcen verfügt. Diese zu mobilisieren galt sein Interesse. Die Vielfalt ungenutzter Potenziale zu aktivieren kann uns helfen Schmerzen, körperliche Beschwerden und Bewegungseinschränkungen zu beheben. Eine Bewegung kann also durchaus leichter und einfacher werden und doch erhöht sich damit die Beweglichkeit. Die Formel »Viel hilft viel!« bestätigt sich in der Feldenkrais-Methode nicht.

Setzen wir unsere Kraft und Energie angemessen ein, so ist die Bewegung ausgewogen. Wir sind nicht unterfordert und nicht überfordert. Das hält uns gesund, fit und beschwerdefrei. Eventuelle Defizite können ausgeglichen werden, denn neue Areale im Gehirn werden aktiviert und helfen neue Beweglichkeit zu finden.

Moshe Feldenkrais entwickelte ein Bewegungslernen, bei dem es um das bewusste Entdecken der eigenen Möglichkeiten geht, nicht um das Erlernen perfekt ausgeführter Übungen. Spüren von Fähigkeiten und Grenzen führt bei Feldenkrais zu Fitness auf ganz besonders sanfte Art. Körperliche und psychische Fitness gehen miteinander einher. Individuelles Bewegungswahrnehmen steht im Vordergrund, nicht der Muskelaufbau und das Herz-Kreislauf-Training wie bei anderen Fitnessmethoden. Trotzdem werden diese Bereiche mittrainiert,

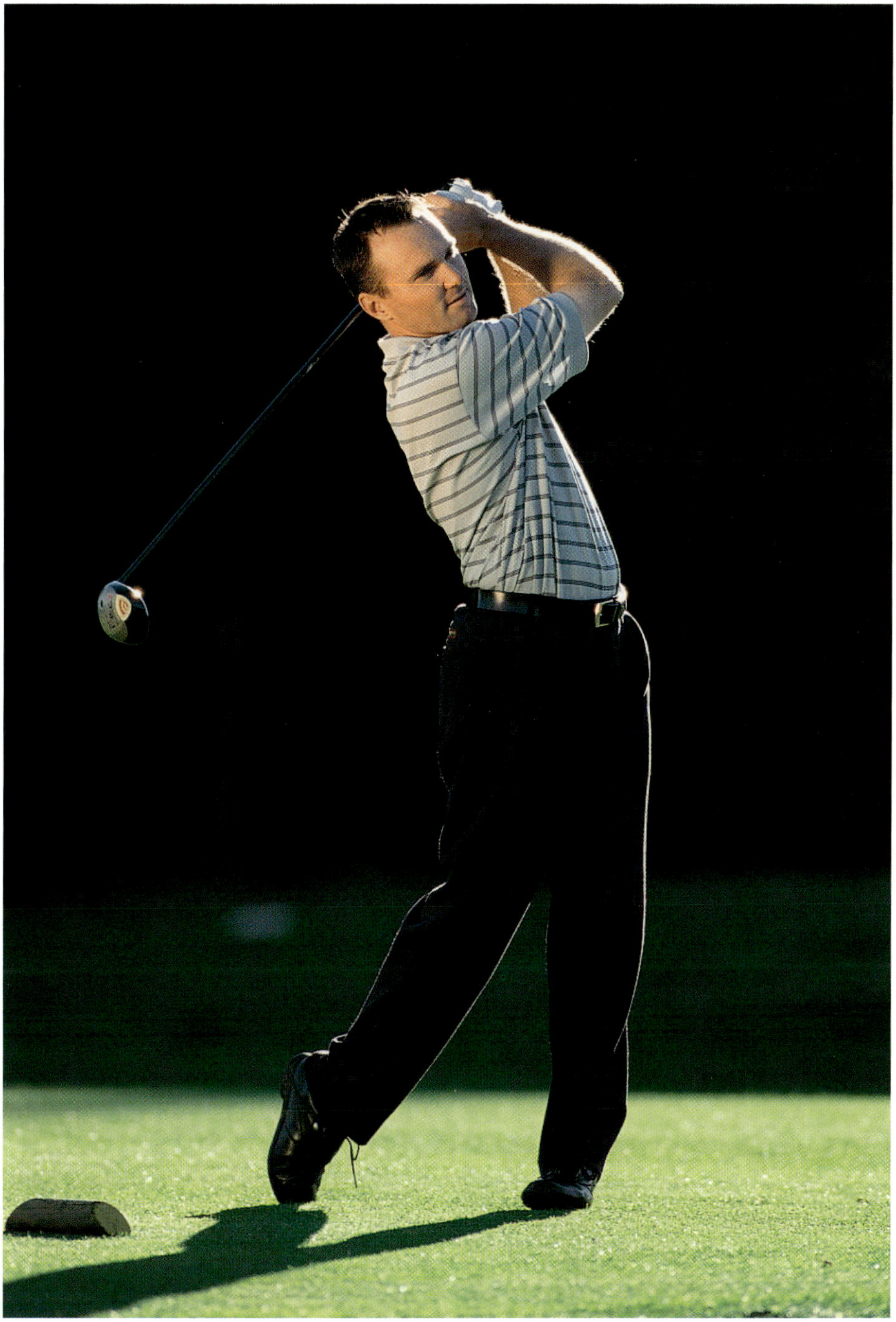

Die Feldenkrais-Methode schult bewusste Bewegung und Beweglichkeit.

sozusagen als ein sekundärer Effekt.
Die Feldenkrais-Methode ist aber keineswegs nur für Menschen mit Bewegungsschwächen gedacht und entwickelt. Sondern für Jedermann bzw. für jede Frau jeden Alters und jedes »Fitness-Levels«. Aber auch Sportler, Tänzer und Schauspieler nutzen die Feldenkrais-Methode um durch die Bewusstheit der Bewegung ihre Bewegungsressourcen optimal einzusetzen. Denken wir bei einem Skispringer an die sehr bewusst gewählte V-Stellung seiner Ski, bei einer vortanzenden Ballerina an die graziöse Aufrichtung ihrer Wirbelsäule sowie die Beweglichkeit von Arm- und Schultergelenken. Bei dem Filmhelden an das geschmeidige Abrollen auf dem Boden, was ihm nach einem Sprung aus dem Fenster die Flucht ermöglicht. Ein Golfspieler, der mit einer Leichtigkeit seine Brustwirbelsäule dreht um einen exakten Schlag auszuführen. Das ist bewusste Bewegung und Beweglichkeit. Der Effekt, der aus einem Feldenkrais-»Training« entsteht.

Bewegung ist so alt wie die Menschheit.

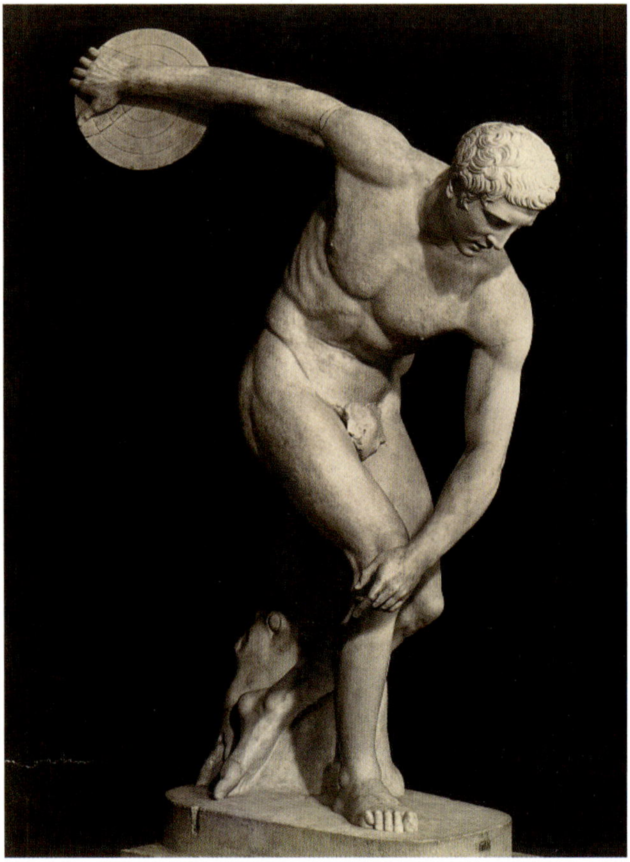

Was ist das Andere an Feldenkrais?

Die meisten Trainings- und Bewegungsmethoden arbeiten mit Begriffen wie »richtig« und/oder »falsch«. Bei sehr vielen Fitnessprogrammen geht es um diszipliniert und genau ausgeführte Wiederholungen der Übungen oder um das Erlernen eines Bewegungsablaufes. Nicht so bei der Feldenkrais-Methode. Hier bereiten viele individuell ausgeführte Einzelschritte die Muskulatur, das Nervensystem und damit den gesamten Körper auf die Bewegung vor. Daraus entwickelt sich ein Bewegungsablauf. Die einzelnen Abläufe folgen ähnlichen Bewegungsschritten und lassen ein fast spielerisches Bewegungsbild entstehen. Der gesamte Organismus hat so Zeit sich auf neu Gelerntes einzustellen. Körperwahrnehmung wird geschult und Verletzungen, Muskelzerrungen und Stauchungen sind so gut wie ausgeschlossen. Das bedeutet, dass in der Feldenkrais-Methode der Schwerpunkt auf der eigenen Körperwahrnehmung, dem eigenen Kör-

perbewusstsein liegt. Die Begriffe »richtig« und/oder »falsch« haben keine nutzbringende Bedeutung. Jeder spürt seine individuell eigenen Bewegungsgrenzen und führt die vorgegebene Bewegungsanleitung auch nur so weit aus.
Schmerz gilt als ein Warnsignal des Körpers, der uns eine Grenze zeigt. So findet sich hier ein Weg für eine »sanfte Fitnessmethode«, die uns nicht nur körperlich und geistig fit macht/hält, sondern sie schult gleichermaßen unser Körperbewusstsein. Wir sind dadurch sehr bald in der Lage, bei Zeiten zu erkennen, was unserem Körper gut tut und was nicht. Wo unsere Stärken liegen und wo wir Defizite haben. Aber auch hier unterscheidet sich die Feldenkrais-Methode von vielen anderen Methoden, denn Feldenkrais arbeitet mit dem Vorhandenen und geht so auf eventuelle Defizite zu.

»Schau erst einmal was Du kannst, wo Deine persönlichen Stärken liegen, und suche nicht nach dem, was Du noch nicht beherrschst!«

Es geht bei den Lektionen nicht um stetiges Wiederholen oder gar Üben des Ablaufs, sondern vielmehr um das Entdecken der eigenen Beweglichkeit. Feldenkrais ist frei von Leistungsanspruch. Im Gegenteil, jeder darf es sich beim »Üben« sogar gut gehen lassen. Das ist ungewöhnlich und hat trotzdem oder gerade deshalb seine Wirkung. Ein Fitness- und Bewegungsprogramm, anders als die meisten anderen. Probieren Sie es aus!

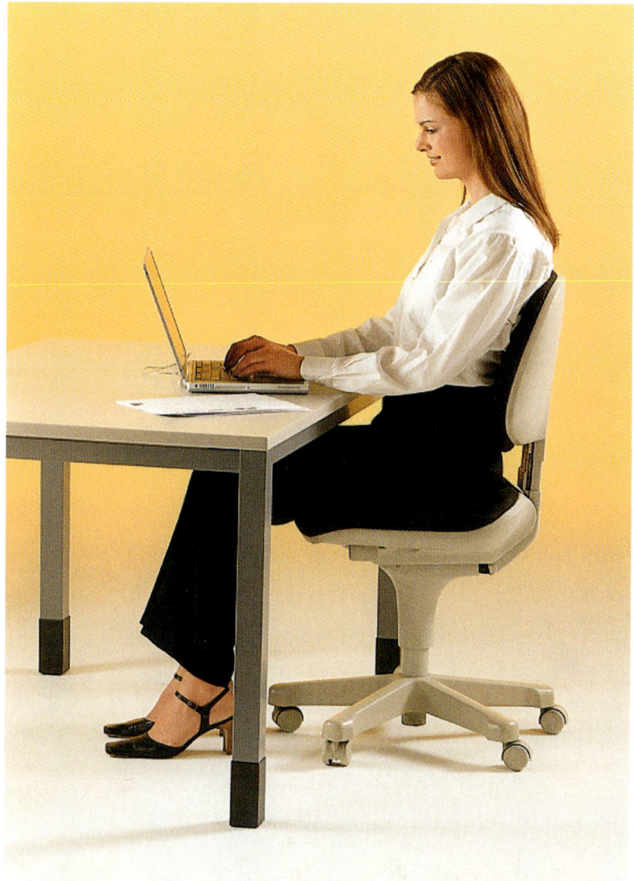

Geschmeidige Finger – unmittelbare Wirkung des Feldenkrais-»Trainings«.

Warum ist Feldenkrais von großem Nutzen für den Alltag?

Einfache und bewusst ausgeführte Bewegungen machen die Feldenkrais-Methode zu einem Rund-um-Fitness- und Bewegungsprogramm mit dem Schwerpunkt Beweglichkeit. Tatsächlich wird Beweglichkeit und Bewegungsvielfalt erreicht wie in kaum einer anderen Bewegungsmethode. Feldenkrais bietet somit eine echte Alternative zur herkömmlichen – und häufig einfach nur anstrengenden – Fitness. Die Feldenkrais-Methode lädt den Einzelnen zum Mitmachen ein. Sie lässt jedem die Freiheit eigene Erfahrungen mit Bewegung zu machen. Die unmittelbaren Wirkungen des »Trainings« werden Sie spüren: etwa beim rückwärts Einparken an der Drehbeweglichkeit Ihrer Hals- und Brustwirbelsäule oder an der Geschmeidigkeit Ihrer Finger beim Bedienen der Computermaus. Und sogar an der Beweglichkeit von Fuß- und Hüftgelenken, die Ihnen ein leichteres Joggen oder Treppensteigen ermöglichen. Selbst das Tanzen wird mehr Spaß bereiten nach einer Feldenkrais-Lektion. Die Muskulatur und die Gelenke, ja der gesamte Körper sind auf angenehme Art entspannt und fit zugleich.

Das Erfahren von Bewusstheit der Bewegung schütz im Alltag vor Beschwerden durch muskuläre Fehlhaltung und körperlicher Überforderung: Die Botschaften, die Ihr Körper aussendet bevor Beschwerden entstehen, können Sie nun besser und rechtzeitig wahrnehmen.

Die moderne Wissenschaft hat entdeckt, dass Körperbewusstheit, wie es auch in den Bewegungslehren Yoga, Tai Chi u. Ä. Bestandteil der Lehre ist, körperliche

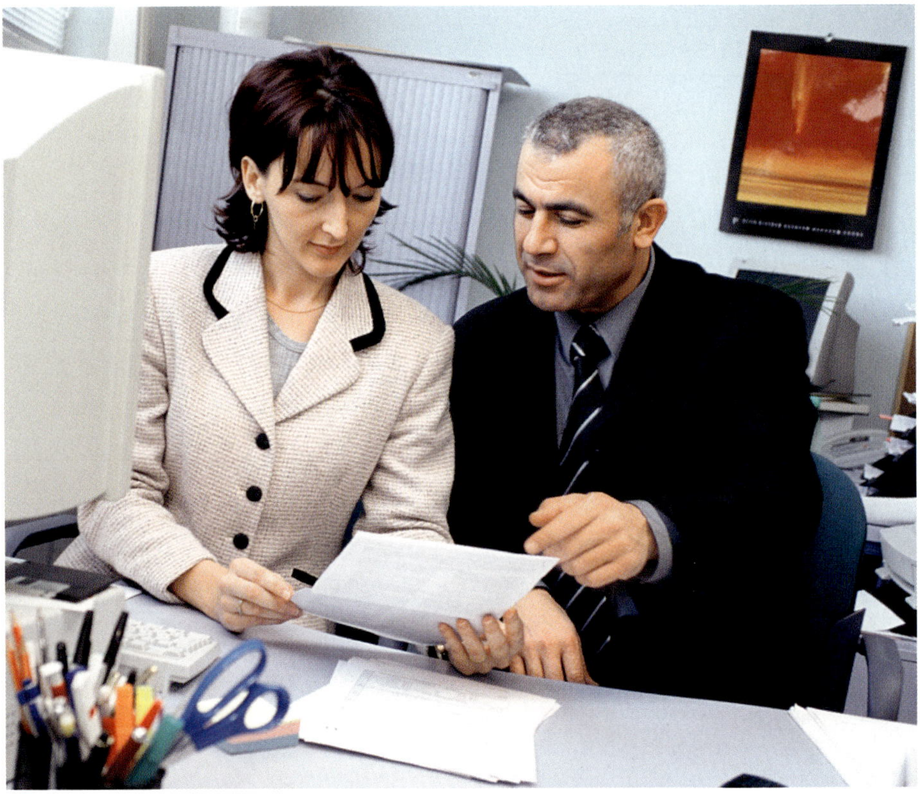

Feldenkrais ist ein guter Bewegungsausgleich für den Arbeitsalltag.

Heilungsprozesse unterstützt. So ist Feldenkrais eine gute Methode die Klugheit des eigenen Körpers zu erkennen und zum persönlichen Wohle zu nutzen. Bevor wir erkranken hat unser Körper uns schon viele Botschaften gesendet. Oft haben wir modernen Menschen verlernt, diese Signale zu verstehen. Das Wiedererlernen von Bewusstheit führt uns dorthin zurück, frühzeitig zu erkennen, was uns gut tut und wann es Zeit wird uns eine Pause zu gönnen.

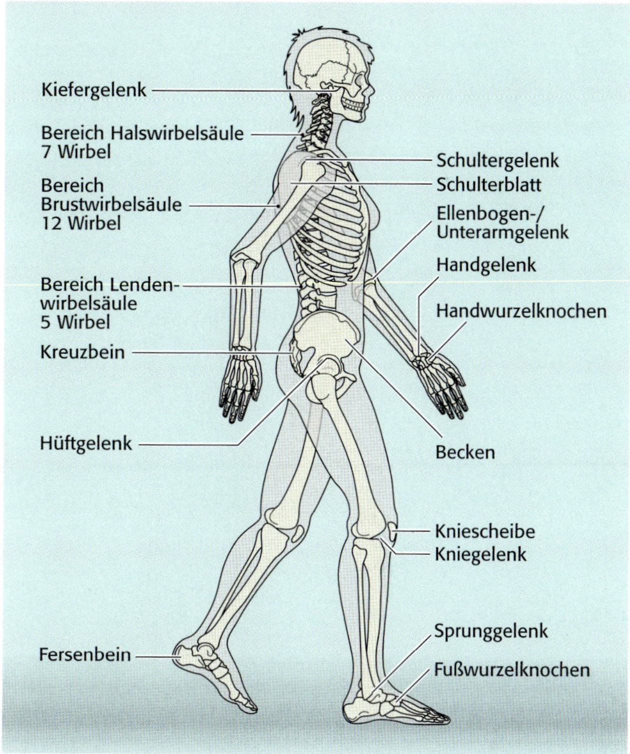

Knöcherne Struktur und gelenkige Verbindungen im Körper.

Gesunde Gelenke

Gelenke sind die knöchernen Verbindungen unseres Körpers. Sind diese Verbindungen gesund, können wir uns leicht und beschwerdefrei bewegen. Dafür sind wir ausgestattet mit einer Vielzahl großer und kleiner Gelenke. Zu den großen Gelenken zählen unter anderem Schulter-, Ellenbogen- und Handgelenke.
Aber auch Hüft-, Knie- und Fußgelenke sind große Gelenke. Zwei, teilweise auch mehrere unterschiedliche Knochenstrukturen treffen aufeinander und bilden eine Bewegungseinheit, eben ein Gelenk. Die Knochenenden, die sich im Gelenkinneren treffen, sind umhüllt von besonders glattem Knorpel. Damit diese knöcherne Bewegungseinheit funktionsfähig sein kann und auch bleibt, verfügt das Gelenk über ein eigenes »Schmiersystem«. Eine Gelenkinnenhaut sondert gleitfähige Flüssigkeit ab, die Gelenkschmiere. Ihre Aufgabe ist es, dafür zu sorgen, dass die glatten Knorpelenden leistungstüchtig und gesund bleiben. Die Bildung von Gelenkschmiere können wir durch Bewegung unterstützen, denn Bewegung verbessert Durchblutung und Durchblutung regt die Bildung von Gelenkschmiere an.

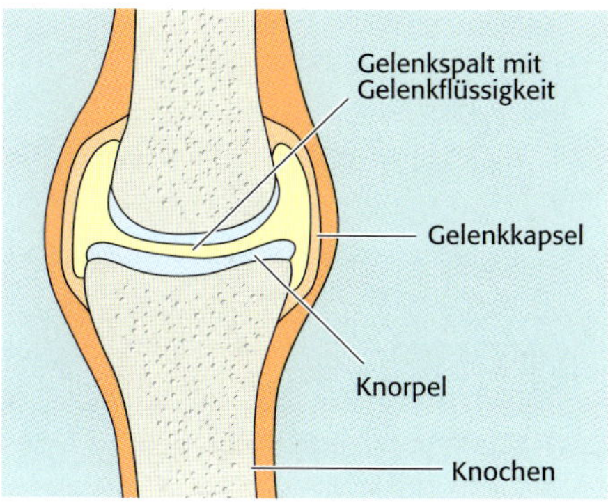

Darstellung eines Gelenkaufbaus.

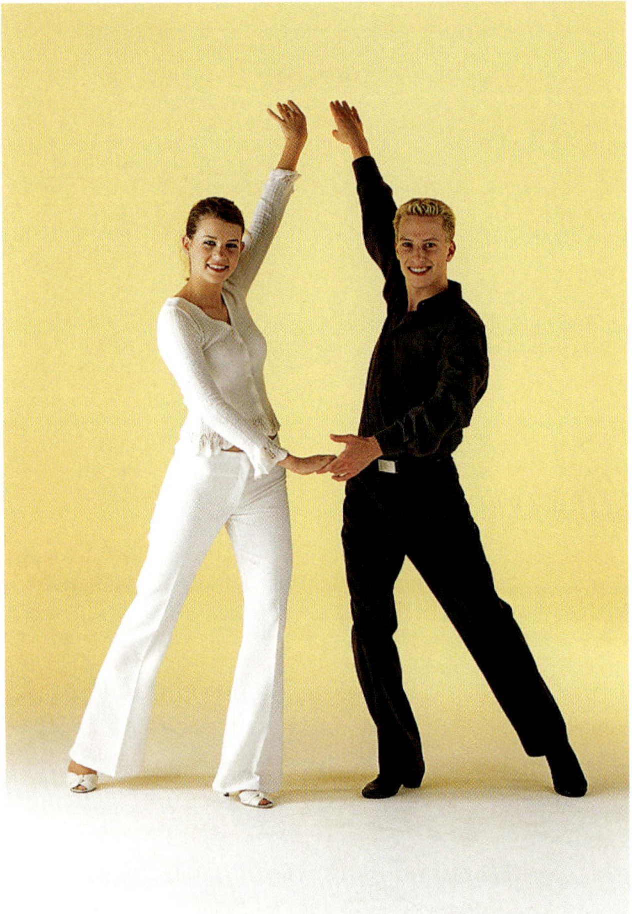

▲ **Mehr Spaß beim Tanzen nach einer Feldenkrais-Lektion.**

Was bewirkt Bewegung überhaupt?

Die Palette der positiven Effekte, die durch Bewegung für unseren Körper entstehen, ist groß.

- Die Durchblutung und der Stoffwechsel des gesamten Organismus verbessern sich erheblich. Ganz allgemein betrachtet erhöht sich die Beweglichkeit aller Gelenke.
- Arthrose, Osteoporose und Durchblutungsstörungen wird vorgebeugt. Gelenke und Muskulatur gewinnen an Elastizität.
- Eine aktivierte Durchblutung sorgt für eine verbesserte Körperfunktion insgesamt und eine gesündere Funktion der inneren Organe. Dazu gehört auch die Anregung des Gehirnstoffwechsels.
- Denk- und Merkfähigkeit können sich verbessern.
- Dem natürlichen Alterungsprozess wird damit in vielerlei Hinsicht entgegengewirkt .
- Stressabbau erfolgt. »Glückshormone« wie Serotonin werden vermehrt ausgeschüttet .
- Depressionen wird vorgebeugt oder werden abgebaut. Das haben wissenschaftliche Untersuchungen ergeben.
- Körperhaltung und Körperwahrnehmung verbessern sich. Sie können besser spüren, wann Ihr Rücken eine Pause benötigt oder Ihre Beine Bewegung brauchen.
- Das Selbstbewusstsein wird gestärkt. Körperhaltung und harmonische Beweglichkeit haben Einfluss auf die Psyche.

Probieren Sie es einmal aus. Sagen Sie mit aufrechtem Rücken und gehobenem Kopf den Satz: »Ich bin so deprimiert!« Wie empfinden Sie das? Oder einmal umgekehrt. Sagen Sie mit rundem Rücken und zum Boden gesenktem Blick den Satz: »Ich bin so fröhlich!«
Passt in den beiden Fällen die Körperhaltung zum gesprochenen Lebensgefühl?

- Bei entsprechender Pulsfrequenz werden Blutfette abgebaut. Das kann Arteriosklerose vorbeugen.
- Die Lebensqualität erhöht sich im Allgemeinen.

Bevor Sie Ihre Lektionen beginnen

Suchen Sie sich einen bequemen Platz auf dem Boden, einer Gymnastikmatte, bzw. Decke oder auf dem Bett. Für viele Feldenkrais-Lektionen eignet sich auch ein Stuhl oder ein Hocker (im Übungsteil wird entsprechend darauf eingegangen). Ihre Augen können Sie bei der Ausführung der Lektionen schließen, das verstärkt Ihre Aufmerksamkeit für die inneren Prozesse. Falls Ihnen das »Üben« mit geschlossenen Augen nicht angenehm ist, lassen Sie die Augen geöffnet.
Ihre Kleidung sollte bequem und elastisch sein, sodass sie die Ausführung Ihrer Lektion nicht behindert.
Die Feldenkrais-Methode erlaubt Ihnen, so bequem wie möglich und mit nur so viel Anstrengung wie nötig zu agieren. Ja, es ist sogar erwünscht, dass Sie achtsam mit sich umgehen. Machen Sie so viele Pausen wie Sie benötigen. Folgen Sie Ihrem eigenen Lerntempo. Hören Sie auf Ihren Körper! Falls es im Buch Lektionen gibt, die Ihnen nicht gut tun, stellen Sie diese zurück. Sie müssen nicht der im Buch angegebenen Reihenfolge der Lektionen nachgehen. Haben Sie allerdings eine der Lektionen ausgewählt, dann folgen Sie den Lernschritten, die aufeinander abgestimmt sind, und Ihren Körper, Ihre Gelenke in ganz einfacher Form auf einen Bewegungsablauf vorbereiten. Sie müssen nicht jeden Ablauf bis zum Ende ausführen. Wenn Sie zu einem späteren Zeitpunkt Ihre Lektion noch einmal durchgehen möchten, fangen Sie wieder mit dem ersten Bewegungsschritt an. Und vielleicht entdecken Sie dabei Ihre Lektion sogar neu. Das Ausruhen zwischen den einzelnen Bewegungsschritten hilft Ihrem Nervensystem die neue Beweglichkeit zu integrieren. Die Pausen sind somit ein wichtiger Teil der Methode. Führen Sie Ihre Bewegungen leicht und einfach aus und denken Sie an den Satz: »Weniger ist mehr!«
Es geht bei der Feldenkrais-Methode nicht um Leistung im gewohnten Sinne, sondern um Körperwahrnehmung und Wohlbefinden. Körperwahrnehmung und Körperbewusstsein unterstützen Heilungsprozesse im Körper. Ihre eigene Leistungsfähigkeit ergibt sich aus dieser sanften Form des »Trainings«. Die Feldenkrais-Methode ist eine ganzheitliche Methode. Das heißt, selbst wenn Sie eine Lektion für die Schultern auswählen, ist doch Ihr gesamter Körper mit einbezogen. Die Schultern bekommen in diesem Fall lediglich mehr von Ihrer Aufmerksamkeit.

Feldenkrais-Lektionen lassen sich auch auf einem Hocker ausführen.

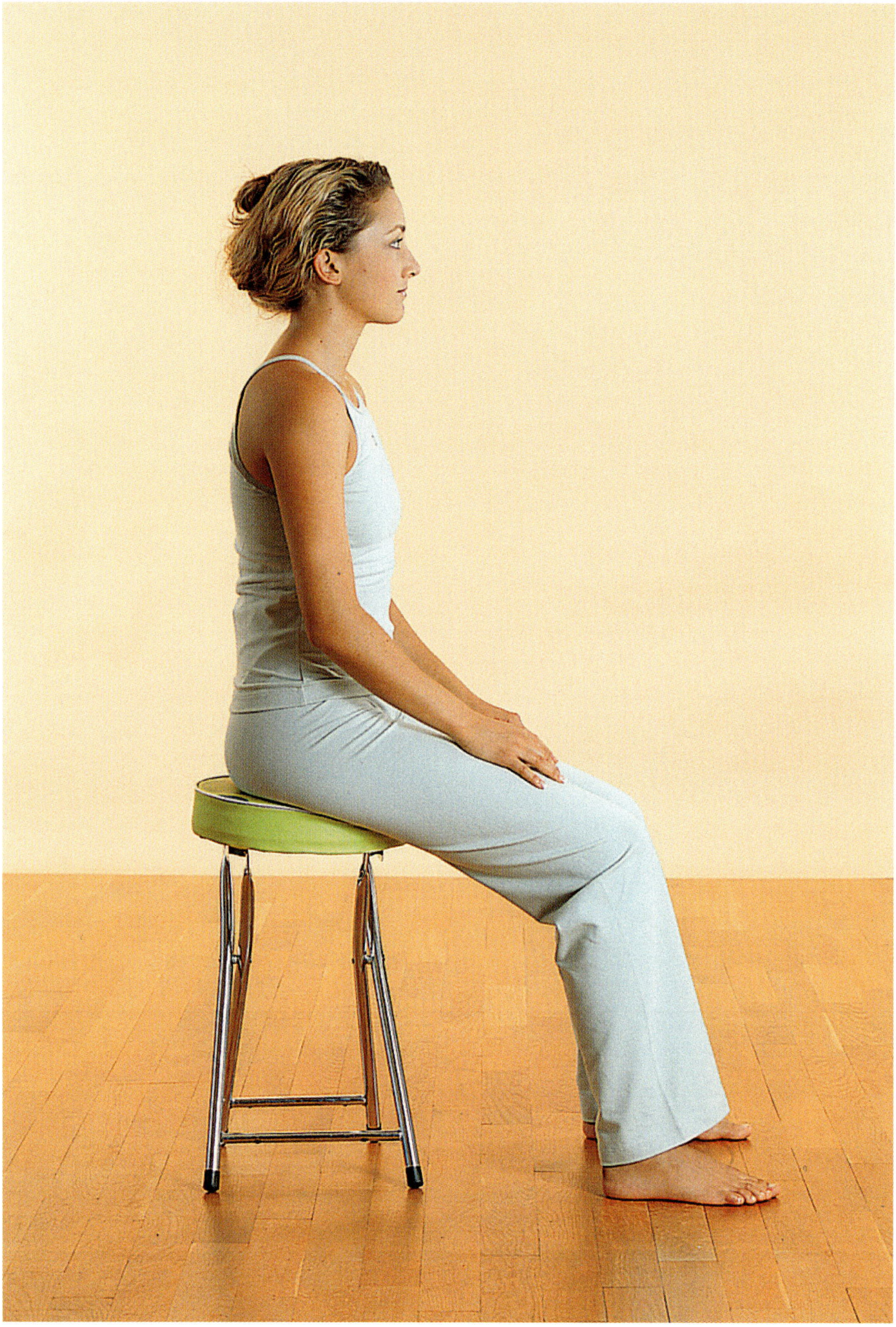

Übungsteil

Entdecken Sie Schultern, Nacken und mittleren Rücken

Unsere Schultergelenke sind die Gelenke unseres Körpers, die über das größte Bewegungsausmaß verfügen. Sie sorgen für die Beweglichkeit unserer Arme. Wenn wir daran denken, in wie viele Richtungen unsere Arme und Hände täglich greifen, was sie halten, heben und bewegen, können wir uns eine Vorstellung davon machen, wie beweglich unsere Schultergelenke sind. Mit verantwortlich für diese Bewegungsfunktionen sind aber auch neben der dazugehörigen Muskulatur unsere Schulterblätter und die Schlüsselbeine, die sich an fast allen Schulter- und Armbewegungen beteiligen. So ist unser Bewegungsapparat wie unser gesamter Körper als eine Einheit zu betrachten. Alles spielt irgendwie zusammen, ergänzt und unterstützt sich gegenseitig. Es entstehen ökonomische Bewegungsabläufe.
Wenn Sie Ihre Lektion jetzt beginnen, entdecken Sie vielleicht noch andere derartige »Zusammenspiele«.

Lektion 1

Legen Sie sich bequem auf den Boden, eventuell mit einem Kissen unter Ihrem Kopf.
Beginnen Sie Ihre Lektion mit einem Scanning: Vergleichen Sie Ihre beiden Körperhälften in der Rückenlage. Fangen Sie mit der Schulterpartie an. Vergleichen Sie die Position der beiden Schultern. Spüren Sie einen Unterschied zwischen rechter und linker Schulter? Gelingt es Ihnen, die Schultern noch ein wenig mehr zum Boden sinken zu lassen? Wie spüren Sie Ihre Wirbelsäule am Boden, wie Ihre beiden Beckenhälften? Wie ist die Position der Beine, wie die der Füße? Wie liegen Ihre Arme?
Diese Fragen sind ein Teil der Feldenkrais-Methode und helfen Ihnen bei der Wahrnehmung Ihrer Bewegungen. Machen Sie mit Ihrer »inneren Kamera« ein Bild von der Position, die Sie jetzt inne haben.

Das Scanning ist, als würden Sie mit Ihrer »inneren Kamera« eine Momentaufnahme von Ihrem Körper machen. Dadurch schulen Sie Ihre Körperwahrnehmung und Ihr Körperbewusstsein. Das ist eines der Ziele in der Feldenkrais-Methode. Das Scannen Ihres Körpers wird Sie daher bei den folgenden Lektionen begleiten.

Nun beginnen Sie mit dem Bewegungsteil:

- Sie bleiben in der Rückenlage. Wenn es für Ihren Rücken bequemer ist, stellen Sie die Füße auf oder benutzen Sie eine Knierolle. Dann strecken Sie beide Arme seitlich vom Körper bis ungefähr auf Schulterhöhe. Legen Sie die Hände so,

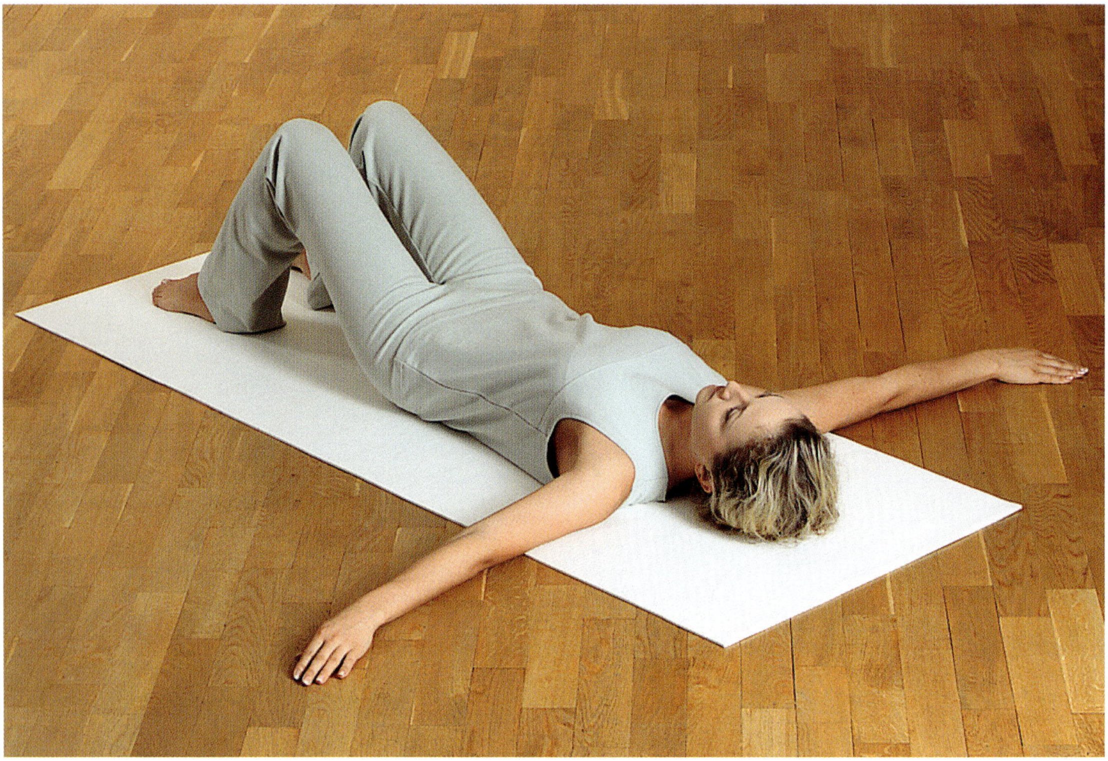

▲
Lektion 1
Rückenlage, die Handflächen zeigen zum Boden.

dass die Handinnenflächen zum Boden zeigen. Drehen Sie jetzt beide Hände mit den Daumen voran langsam nach oben, sodass die Handinnenflächen schließlich zur Zimmerdecke zeigen. Nun drehen Sie die Hände ebenso langsam wieder zurück in die Ausgangposition, aus der Sie gestartet sind. Wiederholen Sie diese Drehung einige Male und beobachten Sie dabei, was – während Sie die Hände auf und abwärts drehen – in Ihrem mittleren Rücken, der Partie zwischen den Schulterblättern und in Ihren Schultergelenken geschieht.
Spüren Sie dort die Bewegung? Lenken Sie Ihre Aufmerksamkeit auf die Schulterpartie und den mittleren Rücken. Lassen Sie so viel von Ihrem Körper an der Bewegung beteiligen, wie sich beteiligen mag.

- Machen Sie eine Pause und spüren Sie der Bewegung nach.
- Die nächste Bewegungsfolge geht in die andere Richtung. Sie befinden sich noch in derselben Ausgangsposition wie bei dem vorherigen Bewegungsablauf. Die Arme sind auf Schulterhöhe ausgestreckt, die Handinnenflächen zeigen zum Boden. Drehen Sie die Arme langsam in Richtung Füße, sodass sich die Kleinfingerseite beziehungsweise die Handkanten vom Boden lösen und die Hände sich über die Daumen rollen. Achten Sie auf Ihr persönliches Bewe-

gungsausmaß. Alle Bewegungen, die Sie ausführen, dürfen kleine und einfache Bewegungen sein. Sie und Ihr Körper bestimmen selbst, was Ihnen hierbei gut tut.

- Drehen Sie in dem gleichen Tempo langsam die Hände zurück in die Ausgangsposition, bis die Handinnenflächen den Boden wieder berühren. Diese Drehbewegung wiederholen Sie einige Male und spüren dabei, ob sich die Auflage Ihrer Brustwirbelsäule oder Ihrer Schultern am Boden verändert.
- Machen Sie eine Pause und spüren Sie der Bewegung nach.
- Starten Sie die Bewegung wieder. Drehen Sie die ausgestreckten Arme gleichzeitig langsam aufwärts und abwärts. Sie verbinden jetzt also die beiden vorherigen Bewegungen und vergrößern so das Ausmaß Ihrer Bewegungen.
- Wiederholen Sie auch hier mehrmals und beobachten Sie dabei die Bewegung Ihrer Wirbelsäule und Ihrer Schultern.
- Versuchen Sie die Bewegung einmal so klein wie möglich auszuführen, und vielleicht auch einmal so groß wie angenehm. Variieren Sie die Bewegung und beobachten Sie, welche Variante Ihnen angenehm ist.
- Machen Sie eine Pause und spüren Sie der Bewegung nach.
- Nehmen Sie die Bewegung wieder auf. Dieses Mal drehen Sie die Arme gegengleich: Während Ihr rechter Arm

Rückenlage, die Handflächen zeigen zur Zimmerdecke.

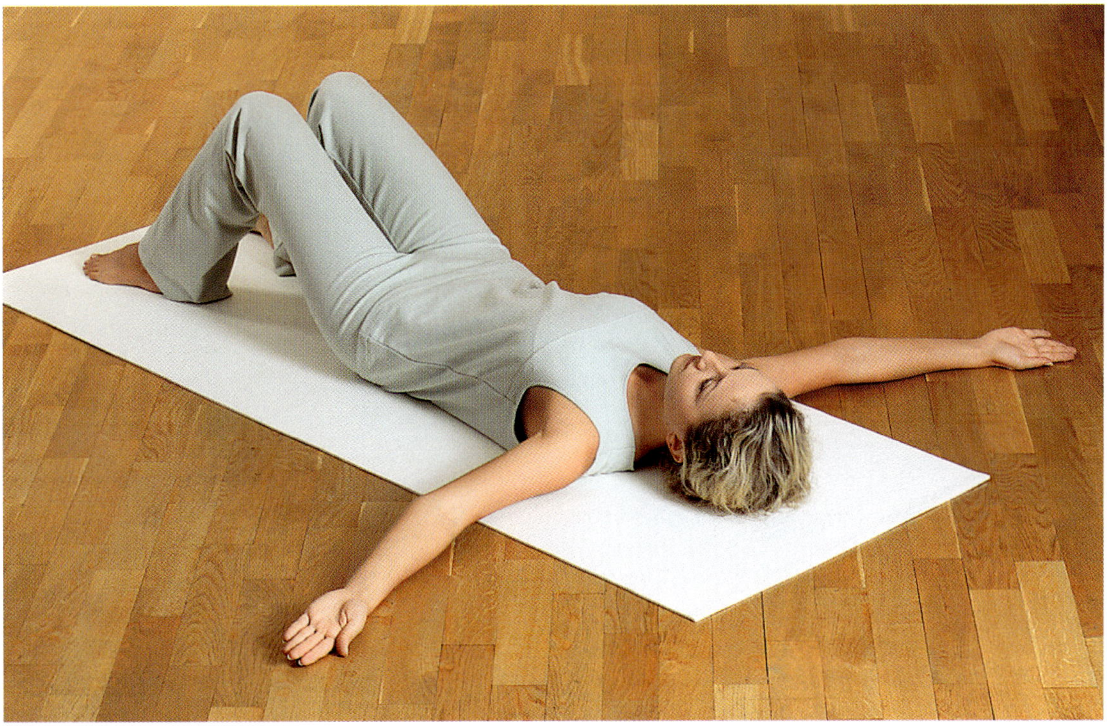

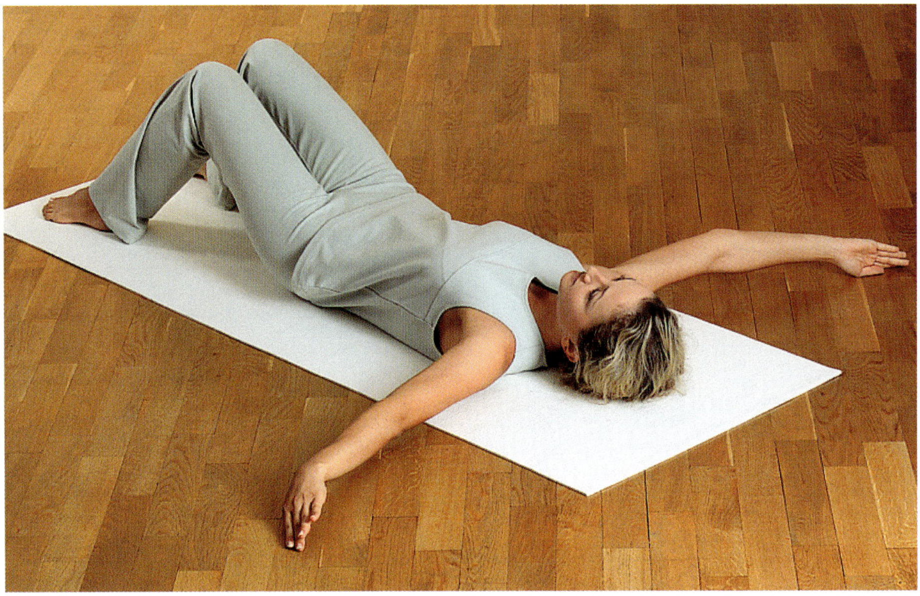

Die Arme drehen sich.

nach oben dreht, rollen Sie den linken Arm nach unten – und umgekehrt. Beobachten Sie, ob Ihr Kopf sich an der Bewegung beteiligen will.

- Wiederholen Sie auch diese Bewegung mehrmals und spielen Sie mit dieser Bewegung: mal klein und schneller ausgeführt, mal langsam und größer in der Ausführung.
- Machen Sie eine Pause und spüren Sie der Bewegung nach.
- Nehmen Sie die Ausgangsposition wieder ein und führen Sie die vorherigen Bewegungen nochmals aus. Während Sie im Wechsel einen Arm nach oben und den anderen nach unten drehen, versuchen Sie Ihren Kopf ganz bewusst von einer Seite zur anderen mitdrehen zu lassen. Finden Sie heraus, in welche Richtung sich Ihr Kopf mitdrehen möchte, während Sie Ihre Arme gegengleich auf- und abwärts drehen. Spüren Sie, wie leicht sich Ihre Halswirbelsäule drehen lässt?
- Machen Sie eine Pause und spüren Sie der Bewegung nach.
- Scannen Sie nun noch einmal: Vergleichen Sie Ihre Position in der Rückenlage mit der vor der Lektion. Können Sie eine Veränderung feststellen?
- Drehen Sie sich dann langsam auf eine Seite und kommen Sie von da aus zum Stehen. Stellen Sie sich ganz bewusst auf beide Füße. Spüren Sie Ihre Fußsohlen. Verlagern Sie Ihr Gewicht etwas nach vorn, dann leicht nach hinten, und finden Sie schließlich wieder die Mitte. Beginnen Sie langsam zu gehen und nehmen Sie die Bewegung der Arme wieder auf. Sie gehen langsam vorwärts und drehen dabei Ihre Arme gegengleich aufwärts und abwärts.
- Machen Sie eine kleine Pause für die Arme, gehen Sie dabei weiter vorwärts.

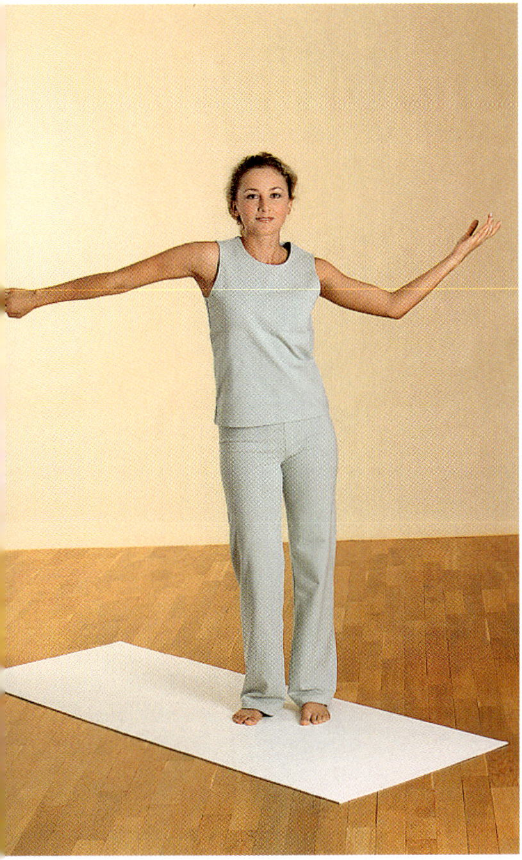

Umarmung für den mittleren Rücken

Die Arme drehen sich gegengleich.

Geht es um die Beweglichkeit des mittleren Rückens und auch der Schulterpartie, ist ein ausgewogenes Zusammenspiel von Brustwirbelsäule, Rippengelenken, Brustbein und Schlüsselbeinen von Bedeutung. Viele kleine knorpelhafte Verbindungen und kleine Gelenke müssen flexibel reagieren, um beispielsweise eine Drehung, eine Beugung oder eine Seitneigung unseres oberen und mittleren Rückens zu ermöglichen. Die nachfolgende Lektion erhält und verbessert diese Flexibilität in den genannten Bereichen. Die Bewegungsbeziehung von beiden Schüsselbeinen, den Schultergelenken und dem Brustbein wird aktiviert, ebenso wie die Bewegungseinheit von Rippengelenken, Wirbelsäule und Brustbein.
Wenn diese Funktionseinheiten »reibungslos« miteinander arbeiten, fällt Bewegung hier leicht. Ebenso verbessert sich dadurch die Atemtiefe, und das wiederum beeinflusst den gesamten Stoffwechsel sehr positiv.

- Nehmen Sie die Armbewegung im Gehen wieder auf und variieren Sie damit. Drehen Sie beide Arme in die gleiche Richtung, dann wieder gegengleich.
- Vielleicht haben Sie Lust, das Ganze auch einmal im Rückwärtsgang zu probieren. Rückwärtsgehen schult das Gleichgewichtssystem und das Nervensystem. Ein einfaches Mittel mit großer Wirkung.

Finden Sie Ihren eigenen »Dreh« und genießen Sie die neue Freiheit für Ihre Schultern, Ihren Kopf und Ihren mittleren Rücken!

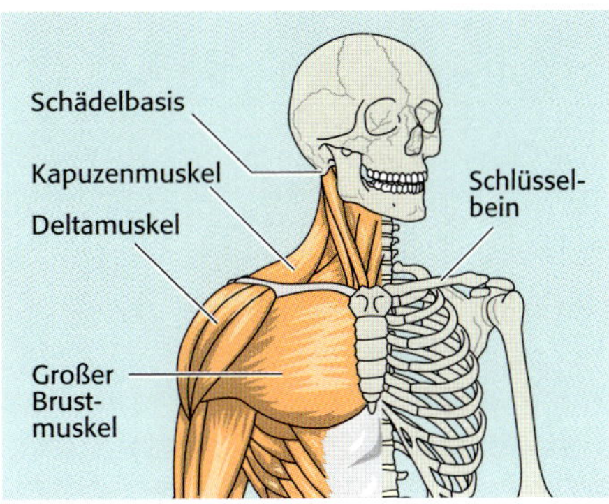

Vorderansicht von Kopf und Oberkörper mit Muskulatur und Knochen.

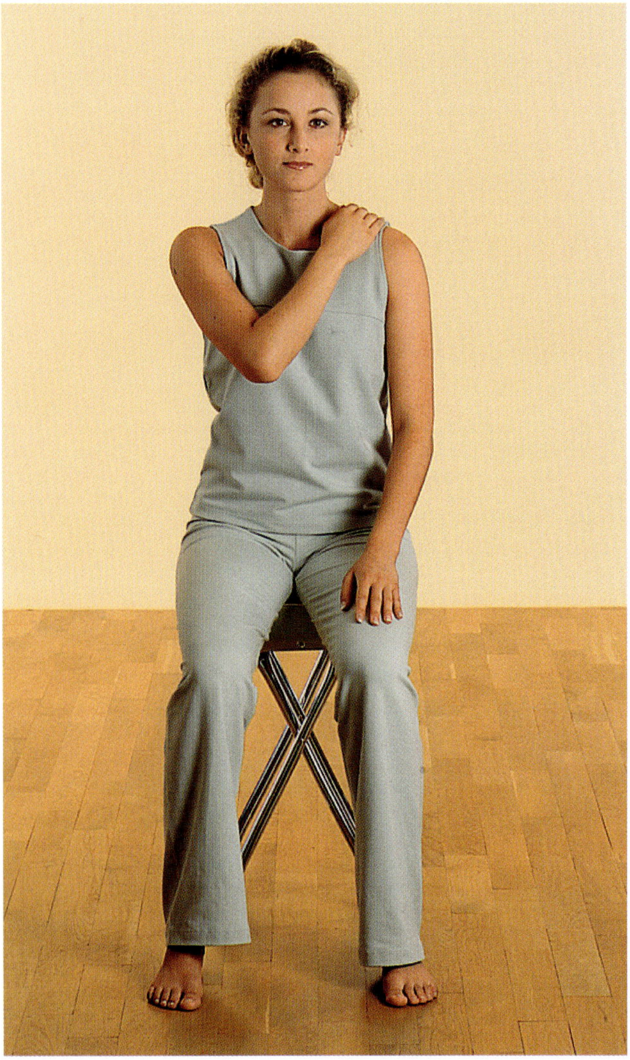

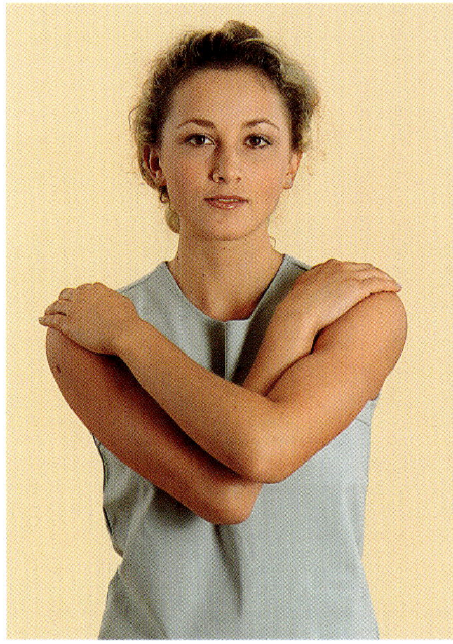

▲

Lektion 2
Links: **Die rechte Hand liegt auf der linken Schulter.**
Rechts: **Die rechte Hand liegt auf der linken Schulter, die linke Hand auf der rechten Schulter.**

Lektion 2

- Setzen Sie sich bequem auf einen Stuhl. Ihre Füße stellen Sie auf den Boden. Nun finden Sie für Ihre rechte Hand einen Platz auf Ihrer linken Schulter, sodass Sie die Hand bequem ablegen können. Ihr linker Ellenbogen sinkt dabei zur Brust. Führen Sie dann Ihre rechte Hand zur linken Schulter, so als würden Sie sich selbst umarmen. Öffnen Sie die Umarmung wieder, und versuchen Sie es von neuem. Stellen Sie fest, wie Sie sich umarmen. Welcher Ihrer beiden Arme kommt automatisch nach oben, wenn Sie diese Bewegung machen, ohne darüber nachzudenken? Finden Sie Ihre Lieblingsposition bei dieser Umarmung.
- Machen Sie eine Pause, lockern Sie die Arme und spüren Sie der Bewegung nach.
- Sie kommen wieder in die Ausgangsposition. Die Arme sind vor der Brust gekreuzt, die Hände liegen auf der jeweils gegenüberliegenden Schulter (Abb. S. 25). Heben Sie nun Ihre beiden Ellenbogen. Bei diesem Heben lösen Sie die Ellenbogen von der Brust. Schauen Sie, wie weit diese Bewegung auszuführen

ist. Wie hoch lassen sich die Arme heben ohne große Anstrengung?

- Wiederholen Sie diese Bewegung einige Male und lassen Sie sie langsam ein wenig größer werden. Spüren Sie, wie Ihr mittlerer Rücken, Ihre Brustwirbelsäule in Bewegung gerät!
- Machen Sie eine Pause, lockern Sie die Arme und spüren Sie der Bewegung nach.
- Kommen Sie wieder in die Ausgangsposition und kreuzen Sie Ihre Arme. Heben Sie Ihre Ellenbogen wieder an, ungefähr bis in die Waagerechte. Jetzt drehen Sie beide Ellenbogen nach rechts und zurück zur Mitte, noch einmal: nach rechts und zurück zur Mitte. Wiederholen Sie diese Bewegung mehrmals und beobachten Sie Ihren mittleren Rücken, Ihre Brustwirbelsäule. Welche Bewegung spüren Sie? Können Sie einen Bewegungsimpuls bis hinunter zu Ihrem Becken spüren? Spüren Sie, dass während Sie Ihre Ellenbogen nach rechts drehen, Ihre linke Beckenhälfte sich etwas vom Stuhl ablöst?
- Machen Sie eine Pause, lockern Sie die Arme und spüren Sie der Bewegung nach.
- »Umarmen« Sie sich und nehmen Sie die vorherige Position wieder ein. Heben Sie Ihre beiden Ellenbogen an, wie gewohnt, und machen Sie die Drehung dieses Mal nach links. Folgen Sie Ihrer Drehbewegung mit Ihrem Blick. Ihre Augen folgen den Ellenbogen, als wollten sie Ihnen etwas zeigen. Sie drehen sich nach links und zur Mitte, mehrere Male. Lassen Sie den linken Ellenbogen die Bewegung nach links führen.
- Machen Sie eine Pause, lockern Sie die Arme und spüren Sie der Bewegung nach.
- Kommen Sie zurück in die Ausgangsposition und nehmen Sie die Bewegung wieder auf. Dieses Mal drehen Sie die

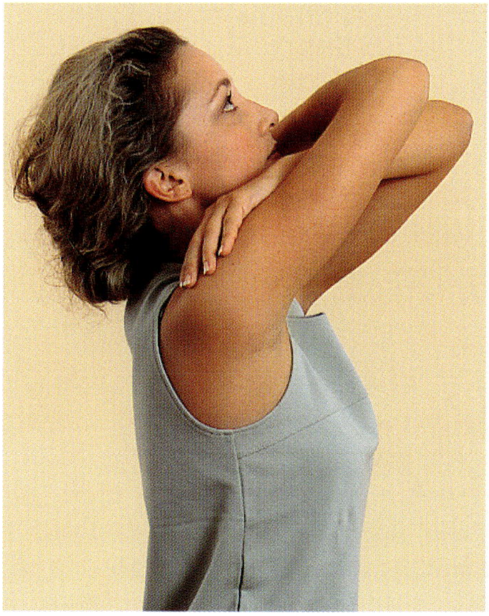

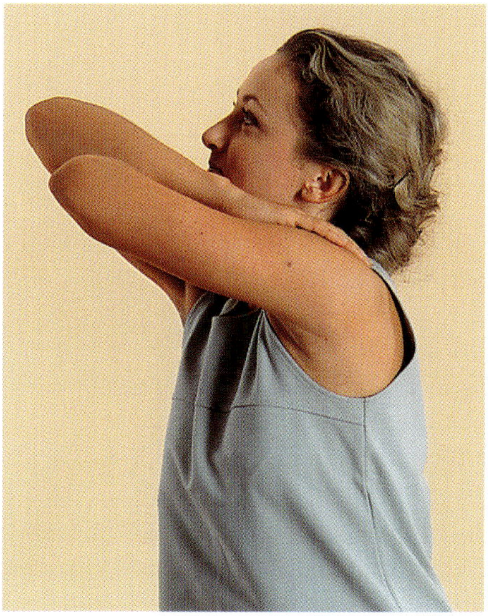

◀ **Beide Ellenbogen heben sich und drehen nach rechts.**

◀◀ **Beide Ellenbogen heben sich.**

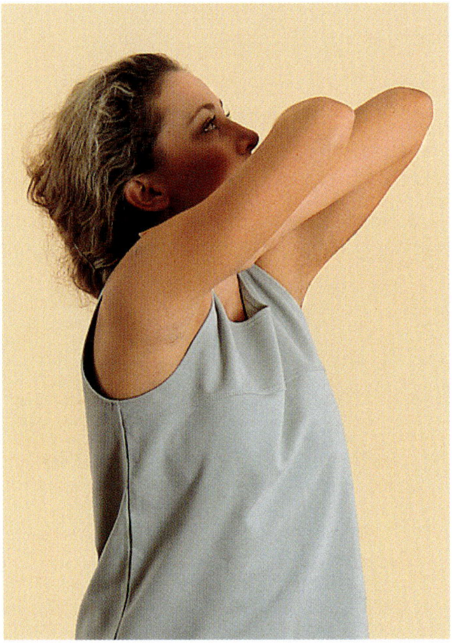

Beide Ellenbogen heben sich und drehen nach links.

verschränkten Arme von einer Seite zur anderen Seite. Entscheiden Sie selbst, mit welcher Seite Sie beginnen. Starten Sie mit einer kleinen Drehbewegung und vergrößern Sie langsam die Drehung von Seite zu Seite.

- Machen Sie eine Pause und spüren Sie der Bewegung nach.
- Noch einmal gehen Sie in die bereits bekannte Position. Wiederholen Sie noch einmal die Bewegung Ihrer Ellenbogen von einer Seite zur anderen. Folgen Sie Ihren Ellenbogen mit Ihrem Blick. Spüren Sie eine Verlagerung Ihres Beckens von Seite zu Seite und stellen Sie fest, dass die Wirbelsäule sich wie eine Perlenschnur daran beteiligt?

Eine Streckung und eine Seitneigung Ihrer Wirbelsäule entstehen aus dieser Umarmung und der Bewegung Ihrer Ellenbogen.

- Machen Sie eine Pause, spüren Sie dieser Bewegung noch einmal nach und erfreuen Sie sich an der gewonnenen Freiheit des mittleren Rückens.

Schmetterling für die Schulterpartie

Lektion 3

- Begeben Sie sich in die Rückenlage, Ihre Beine sind gestreckt, die Arme seitlich neben dem Körper. Achten Sie darauf, dass Sie bequem und entspannt liegen. Spüren Sie Ihren gesamten Körper. Lenken Sie Ihre Wahrnehmung ganz bewusst auf Ihre beiden Rückenhälften, Ihre Schulterpartie, Ihre Arme und Ihre Wirbelsäule.
- Beginnen Sie nun mit Ihrer linken Hand unter Ihrer linken Rückenhälfte entlangzustreichen. Die Handinnenfläche gleitet dabei über die Unterlage, der Handrücken streicht Ihre rechte Rückenhälfte. Strengen Sie sich so wenig wie möglich an. Machen Sie, falls Ihnen die Bewegung anstrengend erscheint, eine kleinere Ausführung. Wo überall kann Ihr Handrücken mühelos die Rückseite Ihres Körpers berühren?
- Machen Sie eine Pause und legen Sie die Arme wieder neben den Körper.
- Sie sind weiterhin in der Rückenlage. Streichen Sie nun mit der rechten Hand unter Ihrer rechten Rückenhälfte entlang. Schieben Sie die rechte Hand einmal unter Ihrem unteren Rücken durch auf die linke Seite. An welcher Stelle Ihres Rückens ist das am einfachsten möglich?

- Machen Sie eine Pause und spüren Sie der Bewegung nach.
- Machen Sie alle ausgeführten Bewegungen jetzt auf der rechten bzw. auf der anderen Seite.
- Sie streichen mit dem rechten Handrücken Ihre rechte Rückenhälfte.
- Sie führen die Hand dann unter dem Rücken hindurch und streichen mit der rechten Hand Ihre linke Rückenhälfte.
- Machen Sie eine Pause und spüren Sie der Bewegung nach.
- Sie bleiben in der Rückenlage und stellen Ihre Füße auf. Nehmen Sie nun noch einmal die linke Hand, mit der Sie Ihre Lektion begonnen haben, und finden Sie für den Handrücken einen Platz für Ihre Hand unter der linken Rückenhälfte, einen Platz, wo Sie Ihre Hand für einige Zeit bequem belassen können. Irgendwo im Bereich unterer Rücken. Ihr linker Ellenbogen zeigt dabei zur Seite.
- Machen Sie eine Pause und legen Sie Ihre Arme wieder neben den Körper, Ihre Beine können Sie wieder ausstrecken.
- Führen Sie danach die gleiche Bewegung mit Ihrem anderen Arm aus.
- Machen Sie eine Pause und spüren Sie der Bewegung nach.
- Stellen Sie aus der Rückenlage heraus noch einmal Ihre Füße auf, und finden Sie erneut einen Platz, dieses Mal für Ihre beiden Hände unter Ihrem Rücken. Dann beginnen Sie Ihren rechten Ellenbogen vom Boden abzuheben und wie-

Lektion 3
Die linke Hand liegt unter der Lendenwirbelsäule.

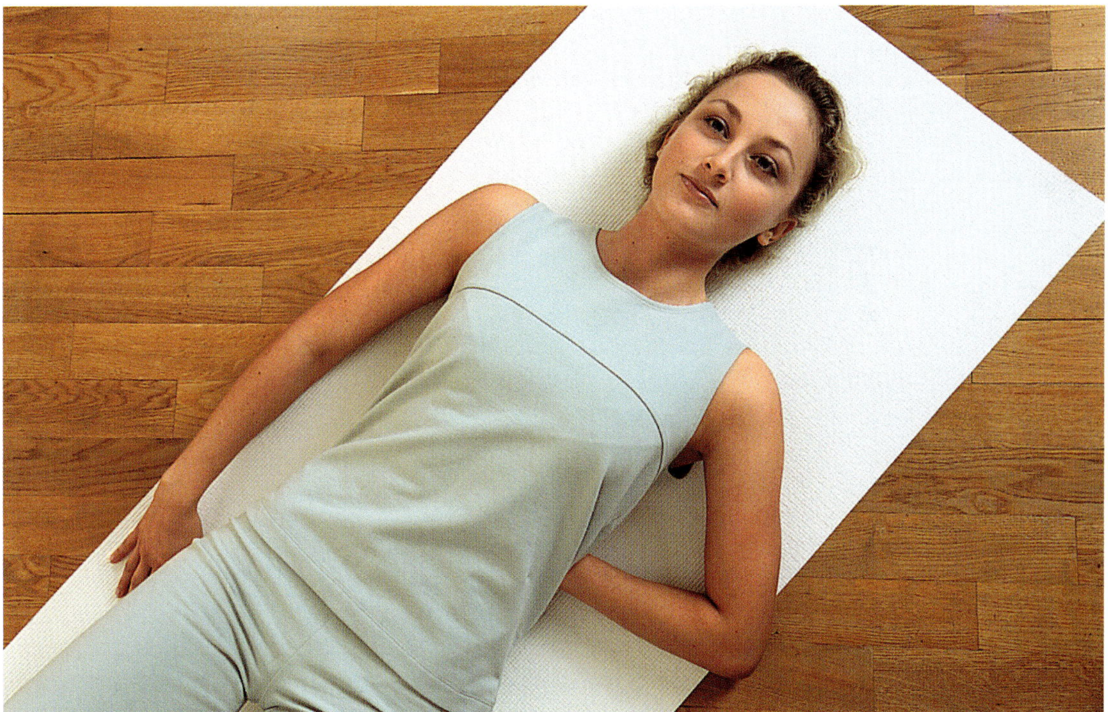

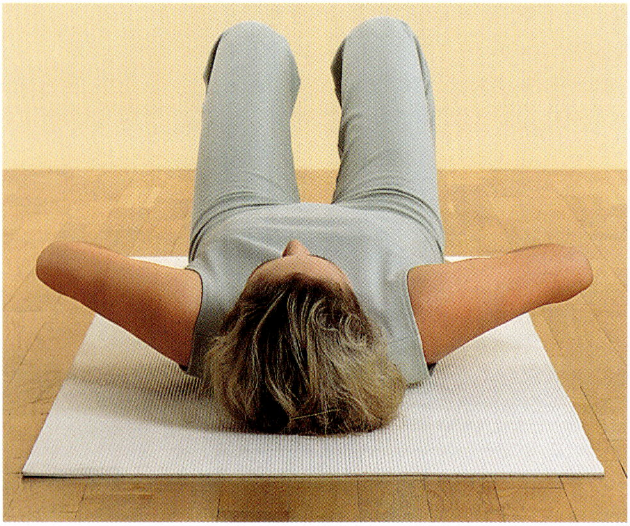

▲ Beide Hände liegen unter der Lendenwirbelsäule, die Ellenbogen heben sich auf und ab.

der herunter zu lassen. Wiederholen Sie diese Bewegung ein paar Mal.

- Machen Sie eine kurze Pause.
- Nehmen Sie die Bewegung wieder auf, der rechte Ellenbogen bewegt sich auf und ab.
- Machen Sie eine kurze Pause.
- Jetzt führen Sie diese Bewegung mit dem linken Ellenbogen durch. Lassen Sie Ihren linken Ellenbogen auf und ab gehen.
- Machen Sie eine Pause und strecken Sie die Beine wieder aus.
- Kommen Sie nun ein letztes Mal zurück in die Ausgangsposition. Finden Sie noch einmal eine Position für Ihre beiden Hände unter Ihrem Rücken, und bewegen Sie nun beide Ellenbogen gleichzeitig auf und ab. Erst einmal langsam, dann kleine und schnelle Bewegungen wie ein Schmetterling, der seine Flügel bewegt.
- Machen Sie eine Pause und spüren Sie der Bewegung nach.
- Wenn Sie mögen, versuchen Sie die Bewegung noch einmal im Sitzen auf einem Stuhl oder Hocker.

Stehen Sie danach auf, gehen Sie einige Schritte durch den Raum und spüren Sie der Beweglichkeit im Schulterbereich noch einmal nach.

Denken Sie stets daran, dass Sie die Bewegungen für sich angenehm durchführen. Das »feine Bewegungslernen« in der Feldenkrais-Methode ist am effektivsten und für Sie am deutlichsten wahrnehmbar, wenn Sie und Ihr Nervensystem nicht durch Anstrengung oder gar Schmerz abgelenkt sind. Aus klei-

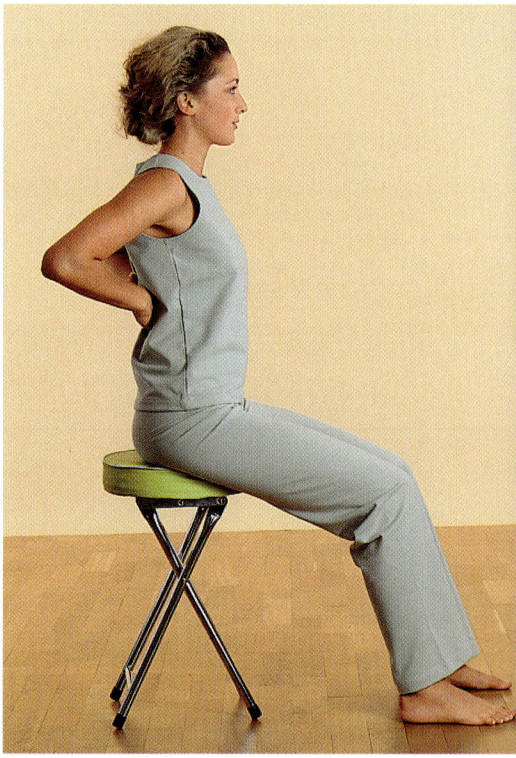

▶ Beide Hände sind an der Lendenwirbelsäule, die Ellenbogen bewegen sich vor und zurück.

nen, fein ausgeführten Bewegungen können große und dynamische Aktionen folgen. Von klein nach groß, so wie jedes Wachstum funktioniert, so funktioniert auch das »Bewegungswachstum«.

Der Kopf bewegt die Halswirbelsäule

Sieben einzelne Halswirbel unterschiedlicher Bauart und entsprechend dazugehörige Zwischenwirbelscheiben (Bandscheiben) sorgen einerseits für Stabilität und andererseits für Beweglichkeit unserer Halswirbelsäule. An beidem ist auch die umliegende Muskulatur beteiligt. Viele einzelne Muskeln sorgen dafür, dass unser Kopf aufrecht getragen und bei Bedarf in unterschiedliche Bewegungsrichtungen, und die sind hier wirklich vielfältig, geführt wird. Muskulatur und Halswirbelsäule sind fast im Dauereinsatz, und daher gibt es im Bereich der Halswirbelsäule häufig Muskelspannungen, die für Beschwerden sorgen. Diese Verspannungen kennen laut Statistik circa achtzig Prozent der Bevölkerung.
Wenn Sie jetzt mit Ihrer Lektion beginnen, seien Sie besonders achtsam mit sich. Führen Sie die Lektion nur in einem Bewegungsausmaß durch, das Ihnen wirklich leicht fällt.

Lektion 4

- Setzen Sie sich bequem auf einen Stuhl vor einen Tisch, der Schreibtisch- beziehungsweise Esstischhöhe hat. Rücken Sie mit Ihrem Stuhl so weit vom Tisch ab, dass Sie Ihre Unterarme übereinander auf den Tisch legen können und Ihre Stirn auf den Unterarmen Platz findet. Prüfen Sie noch einmal Ihre Position und machen Sie es sich so bequem wie möglich.
- Beginnen Sie Ihren Kopf langsam zu bewegen, und zwar rollen Sie Ihre Stirn langsam von einer Seite zur anderen. Mal bewegt sich der Kopf mehr in Richtung rechte Augenbraue, mal mehr in Richtung linke Augenbraue. Wiederholen Sie in Ihrem Tempo und ohne Anstrengung einige Male. Achten Sie auf die Bewegung, die in Ihrer Halswirbelsäule entsteht. Was »spielt« alles mit?

Lektion 4
Die Stirn liegt auf den Handrücken.

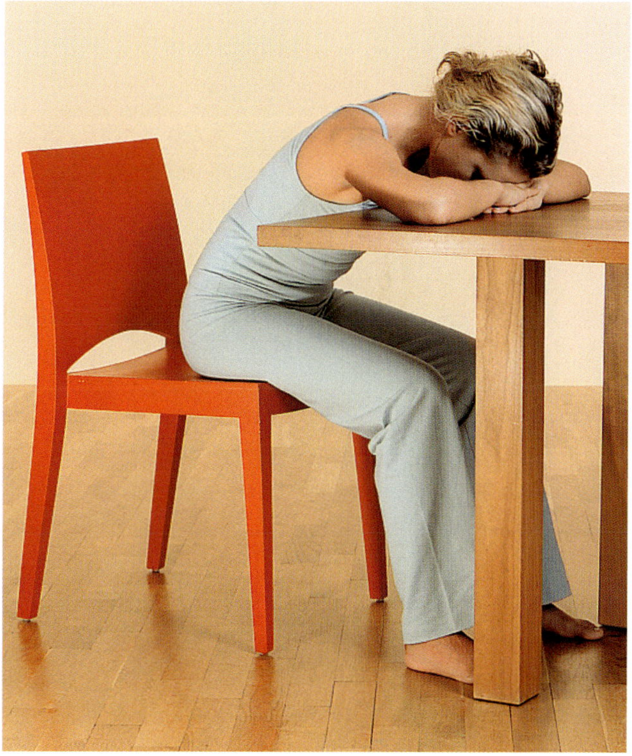

- Machen Sie eine Pause. Dabei können Sie sich aufrecht hinsetzen oder auf den Rücken legen. Spüren Sie der Bewegung nach.
- Kommen Sie wieder in die Ausgangsposition, der Kopf liegt auf den Unterarmen bzw. auf den Handrücken. Nehmen Sie dieses Mal den anderen Unterarm nach oben, und wiederholen Sie die vorherige Bewegung noch einmal. Sie drehen den Kopf von einer Seite zur anderen.

Der Kopf hebt sich langsam an.

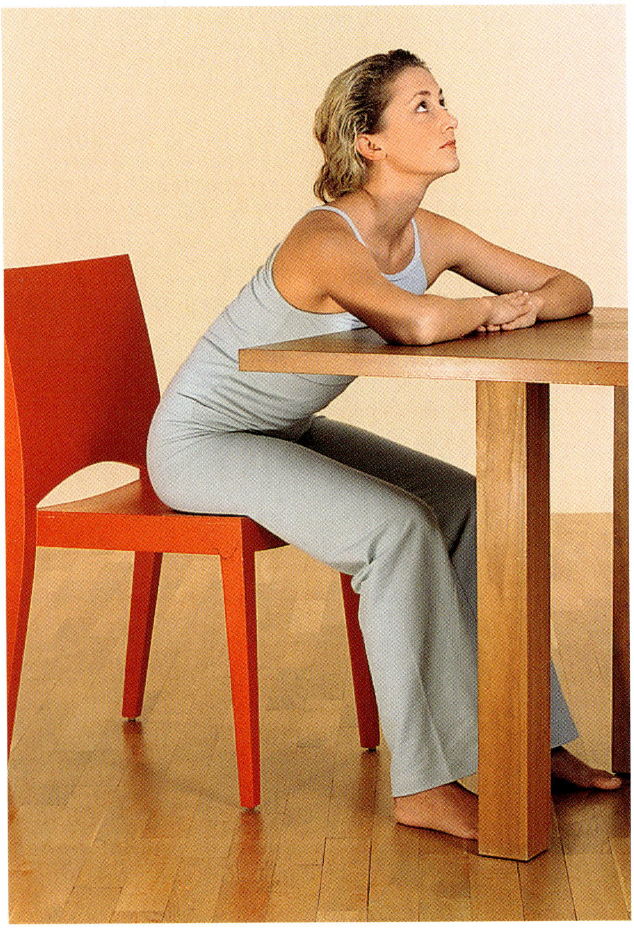

- Machen Sie eine Pause und spüren Sie der Bewegung nach.
- Sie sind wieder in gewohnter Position. Jetzt heben Sie Ihren Kopf langsam an. Schauen Sie nach vorn und kommen Sie zum Tisch zurück. Wiederholen Sie dies mehrmals und beobachten Sie, wie weit dieses Kopfheben in Ihrer Wirbelsäule zu spüren ist.
- Machen Sie eine Pause und spüren Sie der Bewegung nach.
- Wieder in der Ausgangsposition angekommen, heben und senken Sie den Kopf noch einmal. Ohne Anstrengung vergrößern Sie langsam diese Hebebewegung. Was passiert in Ihrem Rücken?
- Machen Sie eine Pause und spüren Sie der Bewegung nach.
- Kommen Sie in die ursprüngliche Position zurück und legen Sie Ihren Kopf mit der linken Wange auf die Unterarme. Ihr Hinterkopf zeigt zum linken Ellenbogen. Dann gleiten Sie langsam mit der Wange über Ihren Unterarm in Richtung linker Ellenbogen (Ihr Hinterkopf führt die Bewegung an) und zurück zur Mitte. Tun Sie dieses wieder mehrmals und beobachten Sie die Bewegung, die im mittleren Rücken und in Ihrer Halswirbelsäule entsteht.
- Machen Sie eine Pause und spüren Sie der Bewegung nach.
- Wieder in der Ausgangsposition angekommen, gleiten Sie mit der Wange in Richtung rechter Ellenbogen und zurück zur Mitte. Dieses Mal führt die Nase die Bewegung. Spüren Sie diese Bewegung im mittleren Rücken oder vielleicht auch in Ihrem Brustbein?
- Machen Sie eine Pause und spüren Sie der Bewegung nach.

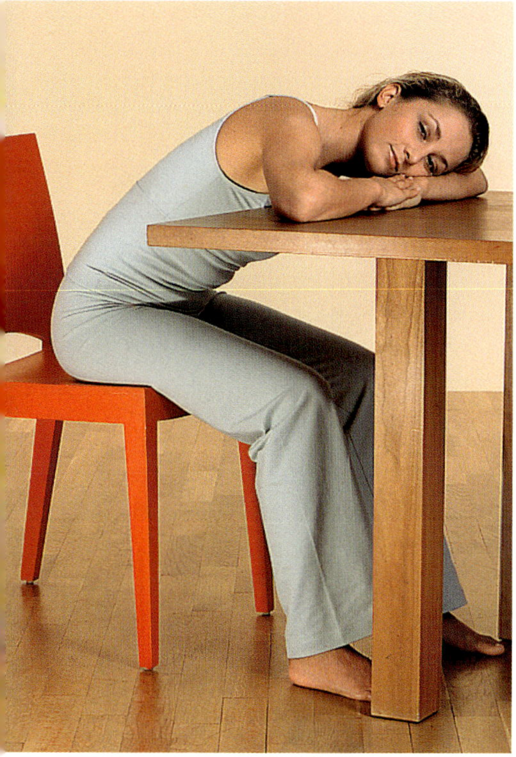

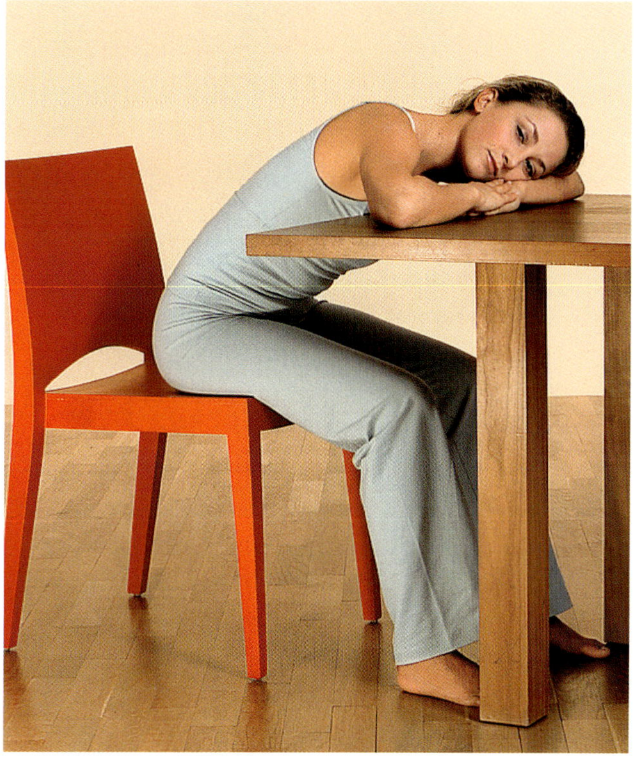

Links: **Die linke Wange liegt auf.**

Rechts: **Der Hinterkopf zieht langsam in Richtung Ellenbogen.**

- Beim nächsten Mal verbinden Sie diese beiden Bewegungen. Sie gleiten einmal mit dem Hinterkopf zum linken Ellenbogen und dann zurück mit der Nase zum rechten Ellenbogen. (Sie müssen die Ellenbogen nicht erreichen.)
- Machen Sie eine Pause und spüren Sie der Bewegung nach.
- Sie nehmen die Ausgangsposition noch einmal ein. Probieren Sie die nächste Bewegung und legen Sie dazu Ihre Unterarme in ungewohnter Form übereinander auf den Tisch. Probieren Sie aus: Welcher Ihrer Unterarme landet spontan unten, welcher oben? Dann tauschen Sie die Position Ihrer Arme in die nicht gewohnte Lagerung und führen die vorherige Bewegung noch einmal aus. Spüren Sie der Bewegung nach! Spielen Sie mit der Bewegung, indem Sie sie mal besonders klein oder besonders langsam ausführen. Was verändert sich allein durch die Verlangsamung? Können Sie die Bewegung vielleicht intensiver spüren?
- Zum Abschluss der Lektion nehmen Sie noch einmal die Position ein, die Sie bereits zu Beginn hatten: Beide Arme auf dem Tisch und die Stirn darauf abgelegt. Nun probieren Sie noch einmal den Kopf anzuheben und nach vorn zu schauen. Wie empfinden Sie die neu entdeckte Beweglichkeit in der Halswirbelsäule?

Sie können die Lektion hier beenden, oder:

- Machen Sie eine Pause und spüren Sie der Bewegung nach.
- Nach der Pause fahren Sie fort, indem Sie die gleichen Schritte mit der anderen Gesichtshälfte ausführen. Das heißt, Sie starten wieder mit beiden Unterarmen auf dem Tisch und legen die rechte Gesichtshälfte auf Ihre Unterarme …

Der untere Rücken bewegt die Wirbelsäule

Aus vierundzwanzig Einzelwirbeln und drei Abschnitten besteht unsere Wirbelsäule. Hals-, Brust-, Lendenwirbelsäule und Steißbein bilden die Mittelachse unseres Körpers. Auch hier sorgen die vielen kleinen Wirbelgelenke für Beweglichkeit und die Bandscheiben wirken dabei wie Stoßdämpfer. Wenn wir uns bewusst machen, wie häufig wir uns an nur einem einzigen Tag bücken, zur Seite neigen oder drehen, so wissen wir, wie oft unsere Wirbelsäule dabei in Tätigkeit gerät. Das tut ihr in einer gewissen Vielseitigkeit und Ausgewogenheit sogar gut. Sie ist ja für diese Bewegungsvielfalt so außergewöhnlich und speziell konstruiert. Beugen, aufrichten, seitlich neigen, drehen und auch eine Kombination dieser Bewegungen ist möglich. Die Wirbelsäule und insbesondere die Bandscheiben leben von der Bewegungsvielfalt. Nach einem Schwammprinzip werden sie mit einigen Bewegungen »ausgewrungen«, andere erlauben ihnen sich wieder »voll zu saugen«. Der Körper, die Gelenke und die Wirbelsäule leben vom Wechsel aus Belastung und Entlastung. Unvorteilhaft hingegen sind einseitige Belastung, zu wenig Bewegung, negative Stressfaktoren aber auch zu geringe Flüssigkeitsaufnahme. Statistiken weisen darauf hin, dass circa achtzig Prozent der Bevölkerung Rückenprobleme kennen. Dabei sind fast alle Altersgruppen betroffen. Reichlich trinken – täglich mindestens zwei Liter, am besten Wasser, Kräutertees oder Säfte. Sie sind ebenso wichtig für unsere Gesundheit und die Gesundheit unseres Bewegungsapparates wie ein ausgleichendes Bewegungstraining.

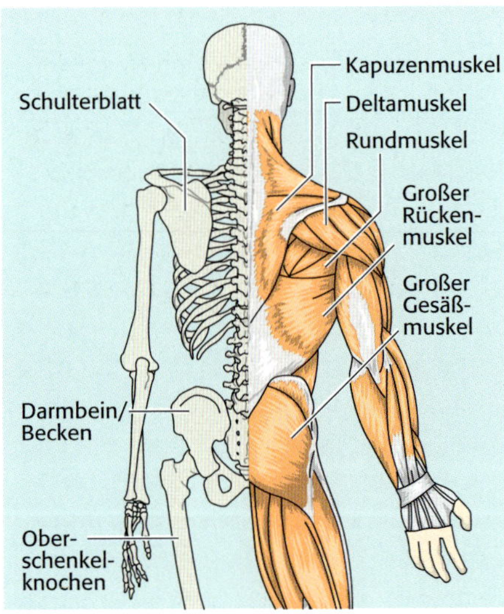

Körper-Rückseite mit unterschiedlichen Muskeln, Knochen und Gelenken.

Lektion 5

- Legen Sie sich bequem auf den Rücken. Nehmen Sie die Auflageflächen Ihres Rückens, den Hinterkopf, die Schulterpartie und Arme, den unteren Rücken und die Beine ganz bewusst war. Wo ist

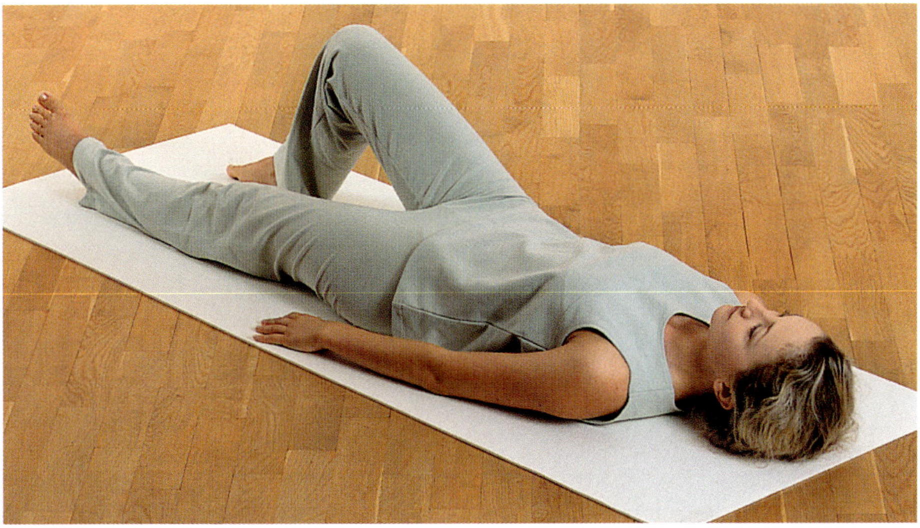

Lektion 5
Der rechte Fuß
ist aufgestellt.

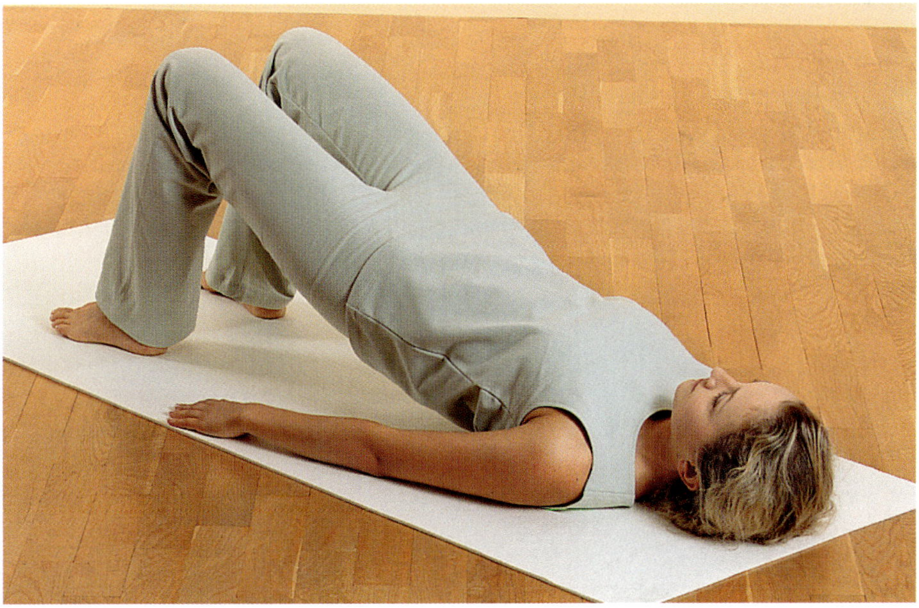

Das Becken hebt
sich langsam an.

die Mitte Ihres Rückens? In Gedanken ziehen Sie eine Linie ausgehend von Ihrem Hinterkopf bis zu Ihren Fersen. Sie können sich diese Linie wie einen Faden vorstellen. Diese gedachte Linie ist die Mittelachse, an der Sie sich bei der nachfolgenden Lektion orientieren.

- Ziehen Sie jetzt ein Bein heran und stellen Sie den Fuß auf den Boden. Mit welcher Seite haben Sie begonnen? Sie

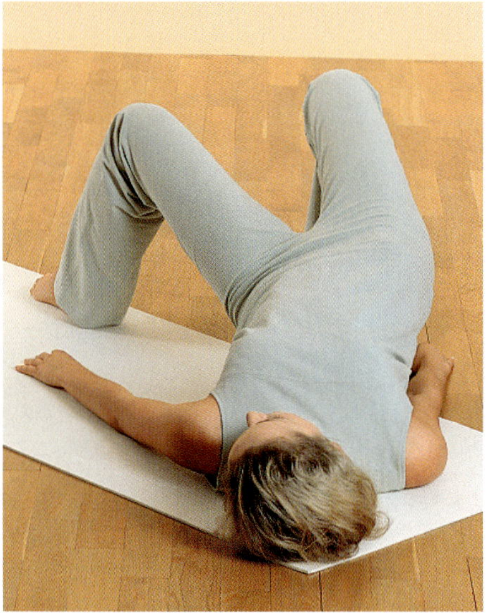

Die Füße beginnen zu gehen.

stellen den Fuß, den Sie ausgewählt haben, fest auf den Boden und lösen den Druck gegen den Boden wieder. Führen Sie diese kleine Bewegung mehrmals aus und spüren Sie, wie sich die entsprechende Beckenhälfte vom Boden löst, während Sie den Fuß fest auf den Boden drücken. Koordinieren Sie die Bewegung. Während der Fuß in den Boden drückt, heben Sie gleichzeitig die Beckenhälfte an. Wiederholen Sie diese Bewegung ein paar Mal.

- Machen Sie eine Pause und spüren Sie der Bewegung nach.
- Zurück in der Ausgangsposition beugen Sie das andere Knie, stellen den Fuß auf den Boden und führen die gleiche Bewegung nun mit diesem Bein aus. Die Beckenhälfte hebt vom Boden ab, während der Fuß fest auf dem Boden aufdrückt.
- Machen Sie eine Pause und spüren Sie der Bewegung nach.
- Stellen Sie beide Füße auf den Boden (Abb. S. 33 u.). Drücken Sie im Wechsel mal den rechten Fuß und mal den linken Fuß zum Boden, bis sich die dazugehörige Beckenhälfte hebt. Spielen Sie ein wenig mit der entstehenden Beckenkippbewegung.
- Machen Sie eine Pause und spüren Sie der Bewegung nach.
- Stellen Sie wieder beide Füße auf. Stellen Sie sich noch einmal die Mittellinie vor, auf der Sie mit Ihrem Rücken liegen. Beginnen Sie mit beiden Füßen nach rechts zu gehen (Abb. oben). Gehen Sie etwa fünf bis sechs Schritte nach rechts und wieder zurück in die Ausgangsposition. Spüren Sie, welche Bewegung im Becken und im unteren Rücken entsteht. Gehen Sie noch zwei- bis dreimal nach rechts und zurück.
- Machen Sie eine Pause und spüren Sie der Bewegung nach.
- Führen Sie die Bewegung nun zur linken Seite aus. Sie gehen mit beiden Füßen nach links über die gedachte Mittellinie und zurück zur Mitte. Auch zu dieser Seite wiederholen Sie die Bewegung mehrmals.

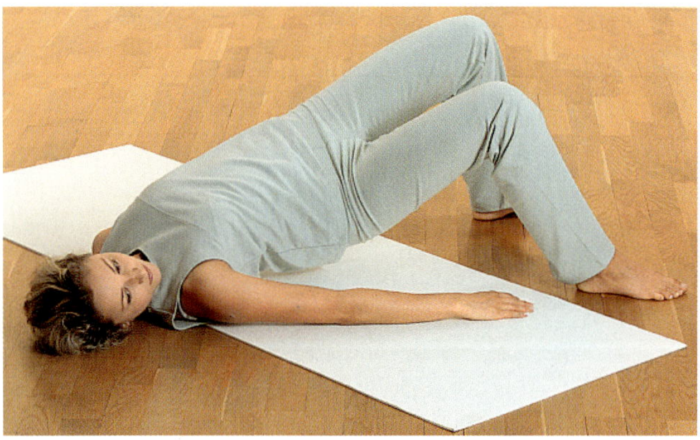

Es geht einmal um die »eigene Achse«.

■ Machen Sie eine Pause und spüren Sie der Bewegung nach.
■ Sie nehmen die vorherige Bewegung erneut auf und wählen die Richtung in die Sie gehen möchten selbst aus. Gehen Sie in einem Seitwärtsschritt immer in der gleichen Richtung und lassen Sie daraus einen Kreis entstehen. Ihr Kopf und oberer Rücken sind das Kreisinnere, Ihre Füße beschreiben die Kreislinie. Können Sie bei diesem Seitwärtsgang Ihr Becken mitschwingen lassen? Spüren Sie, wie Ihre gesamte Wirbelsäule sich schlängelnd mit bewegt? Auch wenn Sie das nicht spüren sollten: Ihre Wirbelsäule nimmt in der gesamten Länge teil.
■ Machen Sie eine Pause und spüren Sie der Bewegung nach.
■ Nehmen Sie die Kreisbewegung noch einmal auf. Dieses Mal vielleicht in die andere Richtung. Finden Sie Ihre eigene Richtung und Ihre eigene Beweglichkeit. Viel Spaß beim Rückenspaziergang!

Der biegsame Rücken

Lektion 6

■ Setzen Sie sich auf einen Hocker. Richten Sie den Rücken auf. Achten Sie darauf, dass Ihre Füße Bodenkontakt haben. Spüren Sie nun Ihre beiden Sitzbeine, die knöchernen Strukturen des Gesäßes. Wiegen Sie sich dazu ganz leicht von einer Seite zur anderen. Und dann noch einmal von vorn nach hinten. Sind die Sitzbeinhöcker deutlich zu spüren?
■ Machen Sie eine Pause und spüren Sie der Bewegung nach.
■ Nehmen Sie nun zwei Softbälle zur Hand, ungefähr in der Größe eines Tennisballes. Legen Sie diese Softbälle unter Ihr Gesäß, und zwar unter die Sitzbeine. Wiegen Sie sich noch einmal von einer Seite zur anderen, danach vor und zurück, und spüren Sie den Wiederstand der Bälle.
■ Machen Sie eine Pause und spüren Sie der Bewegung nach.
■ Nehmen Sie den Ball rechts unter dem Gesäß heraus. Setzen Sie sich ganz bewusst verstärkt auf die rechte Gesäßhälfte, lassen Sie die linke Beckenhälfte dabei ein wenig abheben und drücken Sie gleich darauf den Softball mit der lin-

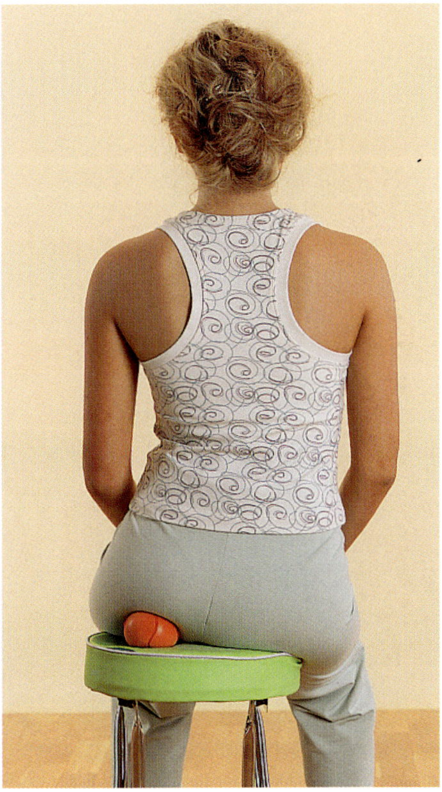

Lektion 6
Der Softball hilft dem biegsamen Rücken.

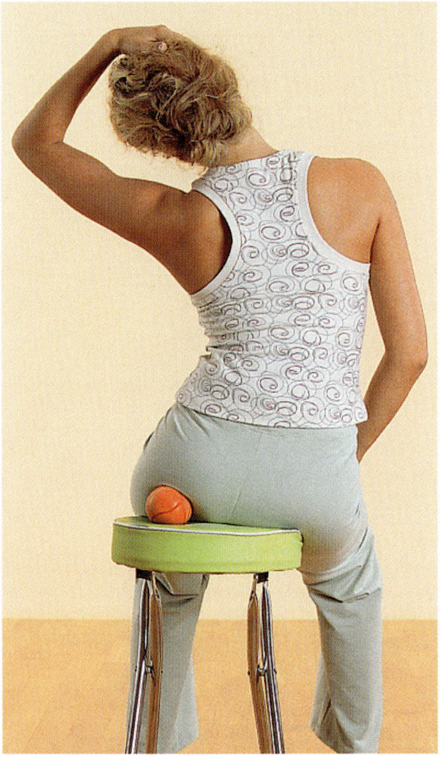

Der Rücken neigt sich zur Seite.

ken Seite wieder zusammen. Wiederholen Sie dies und lassen Sie daraus eine Art seitliches Schaukeln werden. Spüren Sie, wie sich Ihre Wirbelsäule zur Seite neigt. An welcher Stelle Ihrer Wirbelsäule können Sie diese Seitneigung spüren?

- Machen Sie eine Pause und spüren Sie der Bewegung nach.
- Kommen Sie zurück in Ihre Position auf dem Hocker, unter Ihrem linken Sitzbein liegt ein Softball. Legen Sie Ihre linke Hand auf Ihren Kopf. Ihr Ellenbogen zeigt nach links. Während Sie sich auf Ihr rechtes Sitzbein verlagern neigt sich Ihr Kopf nach links, sodass Ihre Wirbelsäule sich sanft in ihrer gesamten Länge biegen kann. Wiederholen Sie diese Seitbewegungen mehrmals. Seien Sie achtsam mit sich und Ihrer Wirbelsäule. Lassen Sie jede Bewegung eine neue Bewegung sein, so als hätten Sie gerade eben damit begonnen, und beobachten Sie mit Ihrem inneren Auge die sanfte Biegsamkeit Ihrer Wirbelsäule.
- Machen Sie eine Pause und spüren Sie der Bewegung nach.
- Entfernen Sie den Softball unter Ihrer linken Gesäßhälfte. Wiederholen Sie die gleiche Bewegung noch einmal ohne den Impuls des Balles.
- Machen Sie eine Pause und spüren Sie der Bewegung nach.
- Führen Sie die Bewegung für Ihren Rücken jetzt im Stehen aus. Dazu legen Sie beide Hände auf Ihren Kopf und neigen sich so nach links und wieder zurück. Lassen Sie daraus ein weiches und fließendes Neigen und Aufrichten werden.
- Machen Sie eine Pause und spüren Sie der Bewegung nach.
- Kommen Sie zurück auf Ihren Hocker. Setzen Sie sich dieses Mal nur mit Ihrer linken Gesäßhälfte darauf, mit der rechten rücken Sie so weit seitlich, dass diese

Sie können sich während der Pausen jederzeit in die Rückenlage begeben, wenn das für Ihren Rücken eine bessere Entspannung darstellt. Achten Sie während der Lektionen stets auf Ihre eigenen Bedürfnisse, und geben Sie Ihrem Körper genügend Zeit, das Gelernte zu integrieren.

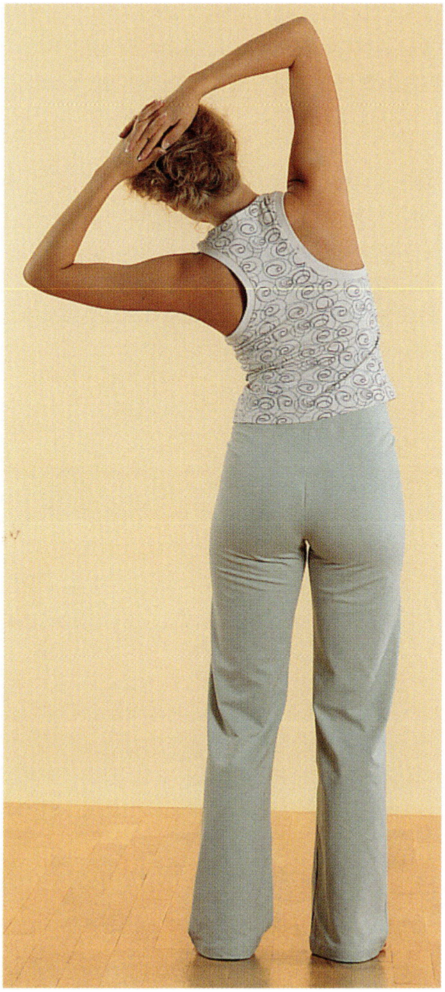

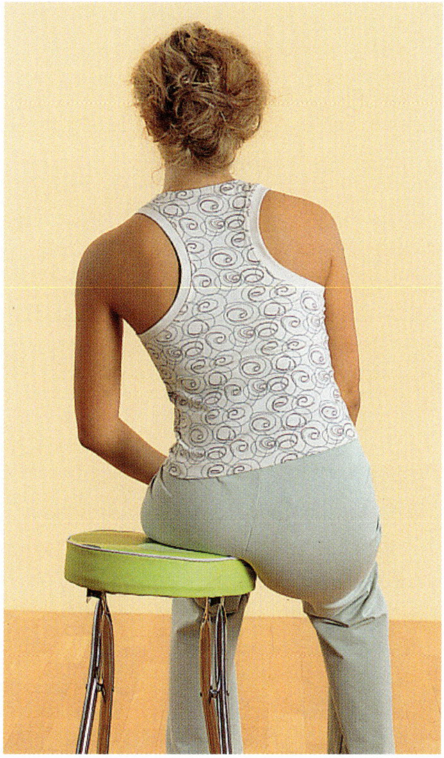

Links: **Die Arme unterstützen den Rücken bei der Seitneigung.**

Rechts: **Die rechte Gesäßhälfte zieht nach unten.**

keinen Kontakt mehr zur Sitzfläche hat. Legen Sie erneut die linke Hand auf Ihren Kopf und lassen Sie nun die rechte Beckenhälfte etwas nach unten sinken und ziehen Sie sie wieder zurück. Das rechte Becken sinkt dabei unter das Sitzflächenniveau. Führen Sie das wieder mehrmals durch und spüren Sie der vergrößerten Seitneigung Ihrer Wirbelsäule nach.

- Machen Sie eine Pause in der Rückenlage und spüren Sie der Bewegung nach.
- Jetzt führen Sie diese Bewegungen auch mit der anderen Körperseite durch.

Entspannung für die Wirbelsäule aus der Seitlage

Lektion 7

- Legen Sie sich auf den Rücken. Denken Sie daran sich die Rückenlage wieder ganz bequem zu machen. Scannen Sie Ihre Position. Nehmen Sie genau wahr, wie Sie auf dem Rücken liegen. Wie viel Kontakt hat Ihr Rücken zum Boden? Spüren Sie Ihre Wirbelsäule in der gesamten Länge vom Hinterkopf bis zum Steißbein?

- Drehen Sie sich jetzt langsam auf eine Seite. Wählen Sie, auf welcher Seite Sie zuerst liegen möchten. Finden Sie Ihre Lieblingsseite. Legen Sie die Knie gebeugt übereinander und die Arme strecken Sie vor. Die Handflächen liegen ebenfalls übereinander. Beginnen Sie die obere Hand vorzuschieben, über die untere Hand hinaus, und ziehen Sie die Hand in die Ausgangsstellung zurück (Abb. S. 39 o.). Wiederholen Sie mehrmals und lassen Sie jede Bewegung wieder neu entstehen. Beobachten Sie, welche Bewegung in der oberen Schulter und im mittleren Rücken entsteht.
- Machen Sie eine Pause und spüren Sie der Bewegung nach.
- Ihre Ausgangsstellung ist die Seitlage wie zuvor. Bei der nächsten Bewegung bringen Sie die obere Hand zurück (Abb. S. 39 u.). Dabei zieht die obere Schulter über die Mittellinie hinaus. Wiederholen Sie diese Bewegung mehrmals und spüren Sie nach, wie Ihr Kopf sich an dieser Drehung beteiligt. Begeben Sie sich in die Rückenlage.
- Machen Sie eine Pause und spüren Sie der Bewegung nach.
- Kommen Sie zurück in die Seitlage und verbinden Sie beides. Sie schieben die oben liegende Hand vor über die andere Hand hinaus und ziehen sie danach zurück, sodass die Fingerspitzen der unteren Hand länger hervorstehen. Wiederholen Sie diese vergrößerte Bewegung und folgen Sie mit Ihrer Aufmerksamkeit der Teilnahme von Kopf, Hals- und Brustwirbelsäule. Können Sie hier eine Drehung spüren?
- Machen Sie eine Pause und spüren Sie der Bewegung nach.
- Nehmen Sie die Bewegung wieder auf und variieren Sie mit dem bereits Gelernten. Mal führen Sie die Bewegung so langsam wie möglich, mal so klein wie

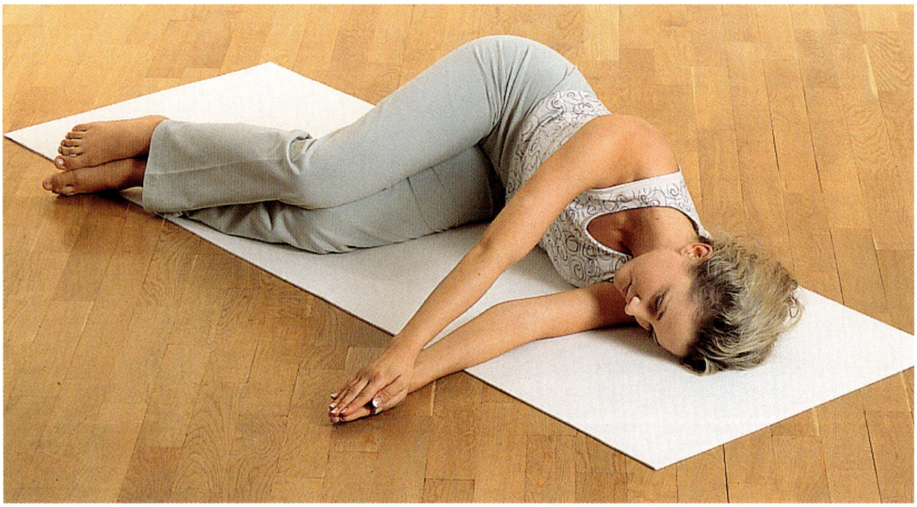

Lektion 7
Beide Arme und beide Knie sind übereinander platziert.

möglich aus. Dann vielleicht auch einmal klein und etwas schneller. Und zum Schluss vergrößern Sie die Bewegung. Beziehen Sie die gesamte Seite mit ein. Bewegen Sie Ihr Becken mit. Spüren Sie, wie Ihre gesamte Wirbelsäule in Bewegung gerät und die kleinen Wirbelgelenke aktiviert werden? Begeben Sie sich in die Rückenlage.

- Machen Sie eine Pause und spüren Sie der Bewegung nach.
- Wie liegt Ihr Rücken jetzt auf dem Boden?
- Nach der Pause lassen Sie Ihre andere Körperhälfte den gleichen Ablauf vollziehen. Genießen Sie Entspannung für die gesamte Wirbelsäule. Das können Sie auch im Stehen spüren.

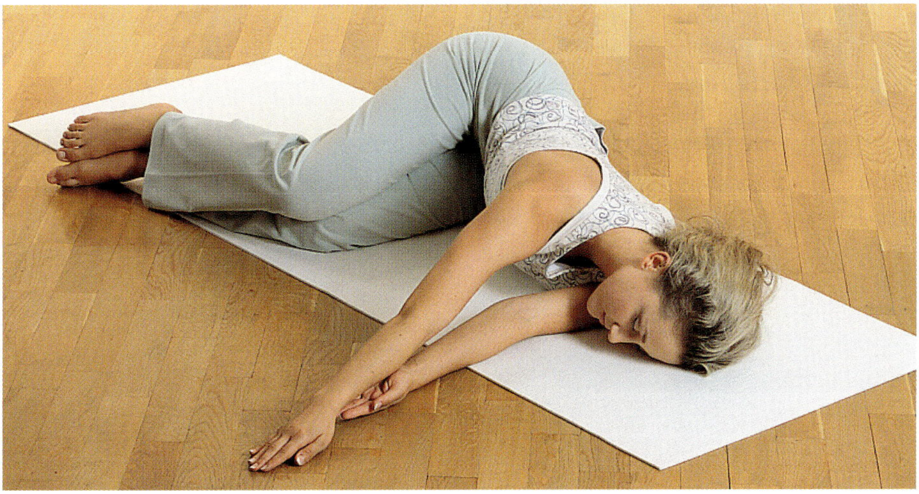

Der obere Arm schiebt sich vor

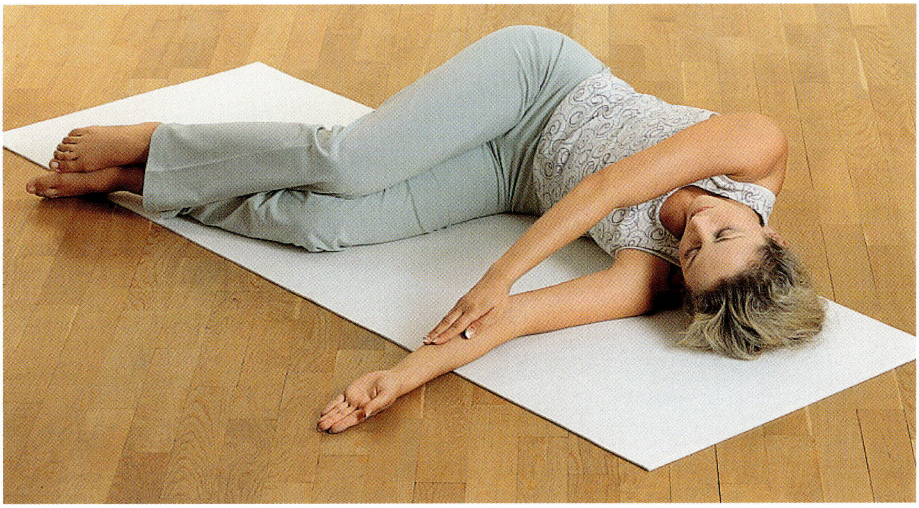

... und zieht zurück

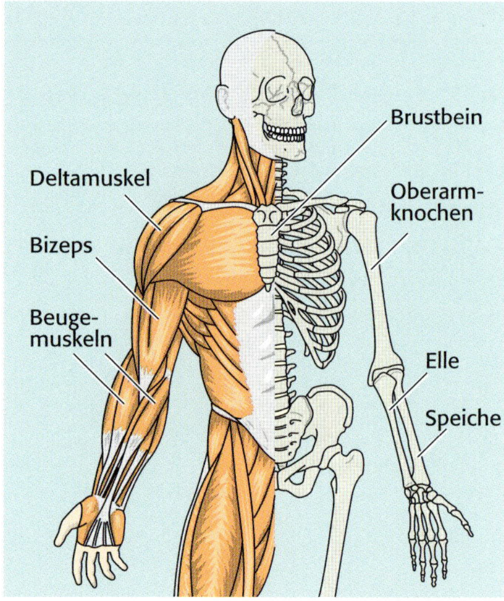

Die Körper-Vorderseite.

Die Arme drehen die Wirbelsäule

Lektion 8

- Kommen Sie in die Rückenlage, die Arme liegen neben dem Körper. Spüren Sie, welchen Kontakt Ihr Rücken zum Boden hat? Können Sie mit einem »weichen Rücken« auf dem Boden liegen? Rollen Sie Ihren Hinterkopf langsam von einer Seite zur anderen. Lassen Sie Ihren Kopf bewusst und ohne Anstrengung hin- und herrollen. Spüren Sie dabei den Kopf, Hals und oberen Rücken. Lassen Sie Ihren Kopf nur so weit drehen, wie es frei und mühelos möglich ist.
- Machen Sie eine Pause und spüren Sie der Bewegung nach.
- Stellen Sie nun Ihre Füße auf den Boden und fahren Sie danach fort, Ihren Kopf zu rollen. Hat das Aufstellen der Füße die Position und das Rollen Ihres Kopfes verändert? Wie weit, die Wirbelsäule hinunter, spüren Sie diese Drehbewegung?

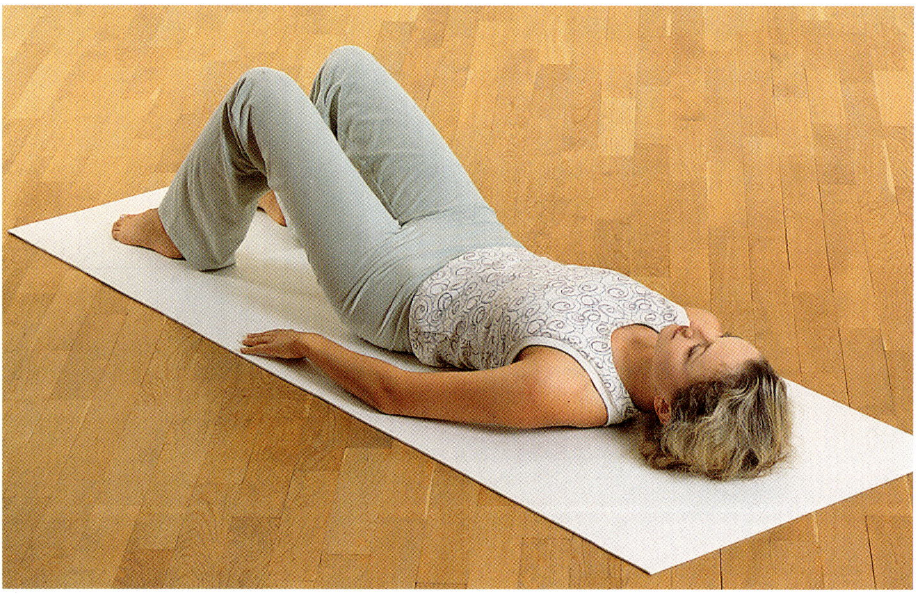

Lektion 8
Rückenlage, die Beine sind aufgestellt.

■ Machen Sie eine Pause und spüren Sie der Bewegung nach.

■ Kommen Sie zurück in die Ausgangsposition, stellen Sie die Füße auf und strecken Sie dieses Mal beide Arme nach oben in Richtung Zimmerdecke. Und zwar so, dass die Handinnenflächen sich berühren und während des Übens miteinander verbunden bleiben. Ihre Arme bilden so nun eine Art Dreieck. Bewegen Sie dieses Dreieck von einer Seite zur anderen. Spüren Sie der Bewegung nach. Können Sie spüren, wie sich das rechte Schulterblatt leicht vom Boden hebt, während Sie die Arme nach links schieben? Können Sie bei der Bewegung entspannt weiteratmen?

■ Machen Sie eine Pause und strecken Sie die Beine wieder aus. Legen Sie die Arme neben den Körper

■ Nehmen Sie die Ausgangsposition noch einmal ein. Lassen Sie die Arme neben dem Körper und stellen Sie die Füße wieder auf. Lassen Sie nun beide Knie von einer Seite zur anderen pendeln. Welche Bewegung entsteht im Rücken? Können Sie ein Drehen und Wenden im unteren Rücken spüren, welches sich den Rücken hinauf fortsetzt? Wiederholen Sie diese Bewegung mehrere Male.

■ Machen Sie eine Pause und spüren Sie der Bewegung nach.

■ Kommen Sie in die Ausgangsposition. Stellen Sie die Füße erneut auf und strecken Sie die Hände in Richtung Zimmerdecke, sodass ein Dreieck entsteht. Führen Sie nun eine differenzierte Bewegung aus, in dem Sie das Armdreieck nach rechts sinken lassen, und dabei den Kopf nach links wenden und umgekehrt. Wiederholen Sie diese Bewegung mehrere Male. Beobachten Sie die Drehbewegung in der oberen Wirbelsäule.

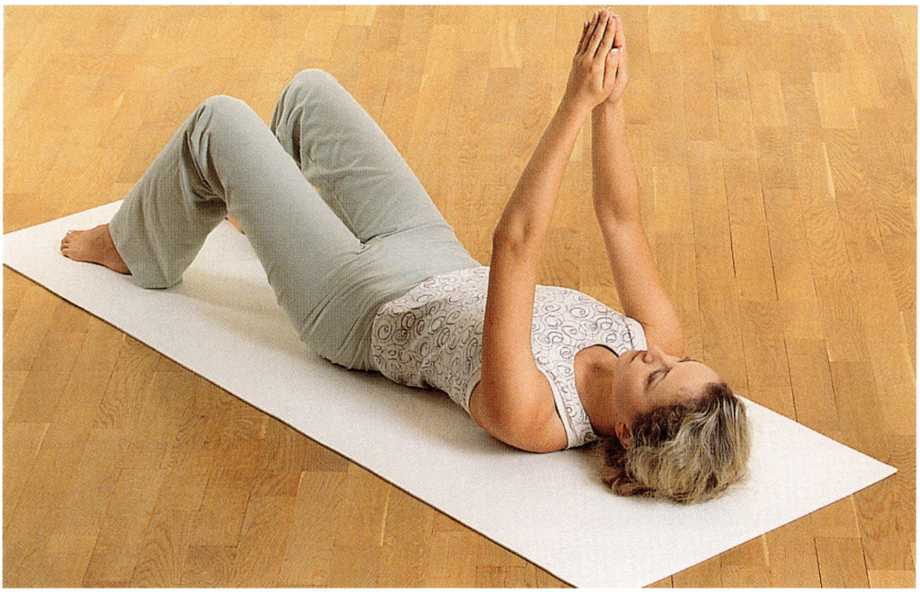

◀ **Beide Arme zeigen zur Zimmerdecke, die Handinnenflächen berühren sich.**

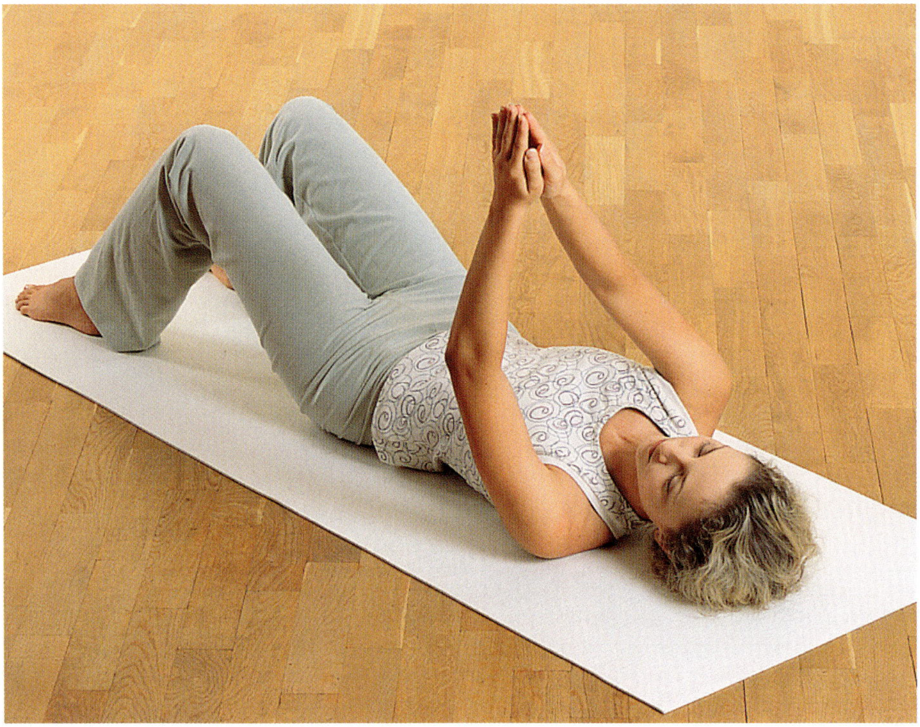

Das »Armdreieck« bewegt sich von einer Seite zur anderen.

- Machen Sie eine Pause und spüren Sie der Bewegung nach.
- Versuchen Sie die gleiche Bewegung noch einmal, drehen jedoch jetzt den Kopf in die gleiche Richtung wie die Arme. Das heißt, wenn Sie die Arme nach rechts sinken lassen, drehen Sie auch Ihren Kopf nach rechts und umgekehrt. Wie empfinden Sie diese Bewegungskoordination?
- Machen Sie eine Pause und spüren Sie der Bewegung nach.
- Nehmen Sie noch einmal die Ausgangsposition ein. Dieses Mal bleiben jedoch die Arme neben Ihrem Köper, Ihre Füße stellen Sie noch einmal auf. Lassen Sie jetzt Ihre Knie von einer Seite zur anderen sinken und beobachten dabei, in welche Richtung sich Ihr Kopf bewegt.

  Sollten Sie keine Mitbewegung Ihres Kopfes spüren, lassen Sie die Knie ganz bewusst langsam von einer Seite zur anderen sinken und beginnen Ihren Kopf ganz bewusst ebenso langsam in die Gegenrichtung zu bewegen.
- Machen Sie eine Pause und spüren Sie der Bewegung nach.
- Vielleicht haben Sie Lust mit der Bewegung noch ein wenig zu spielen, indem Sie den Kopf zusammen mit den Knien in die gleiche Richtung bewegen und dann wieder in die Gegenrichtung.

Viel Spaß beim Drehen und Wenden der Wirbelsäule!

Das »große Krabbeln« für den Rücken

Lektion 9

- Begeben Sie sich in die Bauchlage. Als Unterlage nehmen Sie eine Decke oder Gymnastikmatte. Eine glatte Unterlage, wie etwa eine Wolldecke auf einem Parkettboden, ist bei dieser Lektion von Vorteil. Auch Ihr Bett ist für diese Lektion gut geeignet.
- Sie kommen in der Bauchlage an und legen Ihren Kopf auf die linke Wange. Ihre Arme sind im Ellenbogengelenk gebeugt und die Hände liegen jeweils rechts und links neben Ihrem Kopf. Dann ziehen Sie Ihr rechtes Bein langsam, mit dem Knie voran, über die Unterlage. Dabei beugt sich das Knie langsam, kommt dem rechten Ellenbogen näher und gleitet wieder zurück (Abb. S. 44 o.). Ziehen Sie Ihr Knie nur so weit nach oben, wie es leicht möglich ist. Sie werden bemerken, dass eine glatte Unterlage hilfreich ist.
- Führen Sie diese Bewegung einige Male aus und beobachten Sie, auf welche Weise sich Ihr Becken und Ihr unterer Rücken beteiligen.
- Machen Sie eine Pause und spüren Sie der Bewegung nach. Drehen Sie den Kopf dabei zur anderen Seite und legen Sie die Arme nach unten neben den Körper.
- Sie nehmen die Anfangsposition wieder ein. Bewegen Sie Ihren rechten Arm einmal nach oben und ziehen Sie ihn wieder zurück (Abb. S. 44 u.). Spüren Sie, wie Ihr oberer Rücken sich mitbewegt. Lassen Sie den Arm diese Bewegung einige Male ausführen.
- Machen Sie eine Pause und spüren Sie der Bewegung nach.

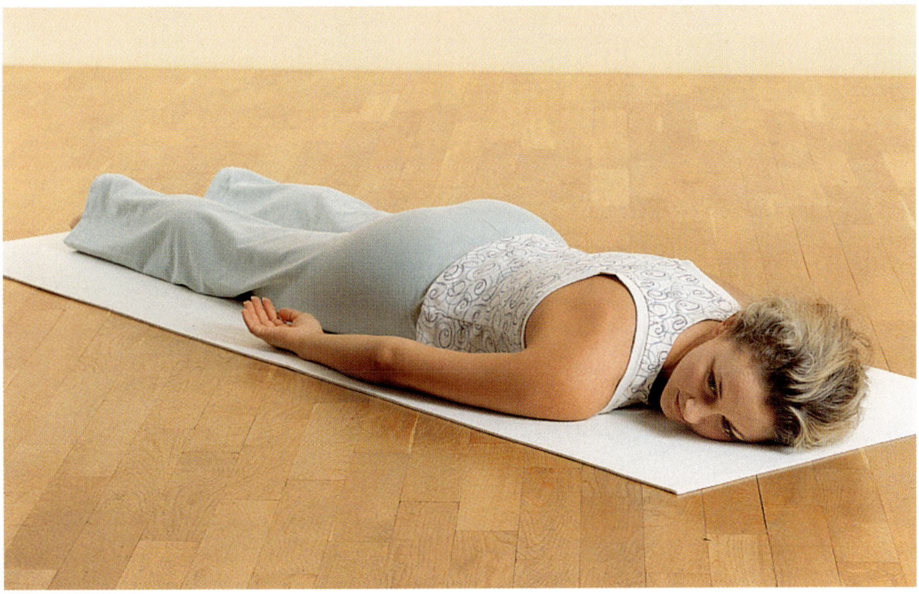

Lektion 9
Eine bequeme Bauchlage: Der Kopf liegt auf der linken Wange.

Rechter Ellenbogen und rechtes Knie nähern sich.

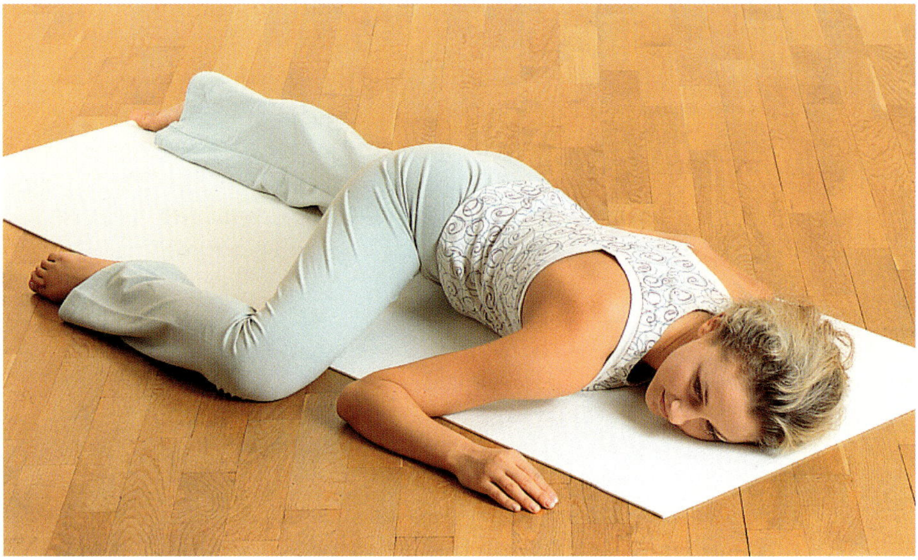

Ihr Kopf liegt wieder auf der linken Wange, die Arme sind gebeugt und die Hände liegen neben dem Kopf. Bewegen Sie Ihr Knie und Ihren Arm in der gleichen Weise wie zuvor. Ihren rechten Ellenbogen beteiligen Sie an der Bewegung, sodass er sich dem Knie nähert, wenn es nach oben gleitet und entsprechend zurückschiebt, wenn das Bein sich wieder streckt. Knie und Ellenbogen

Rechter Ellenbogen und rechtes Knie entfernen sich.

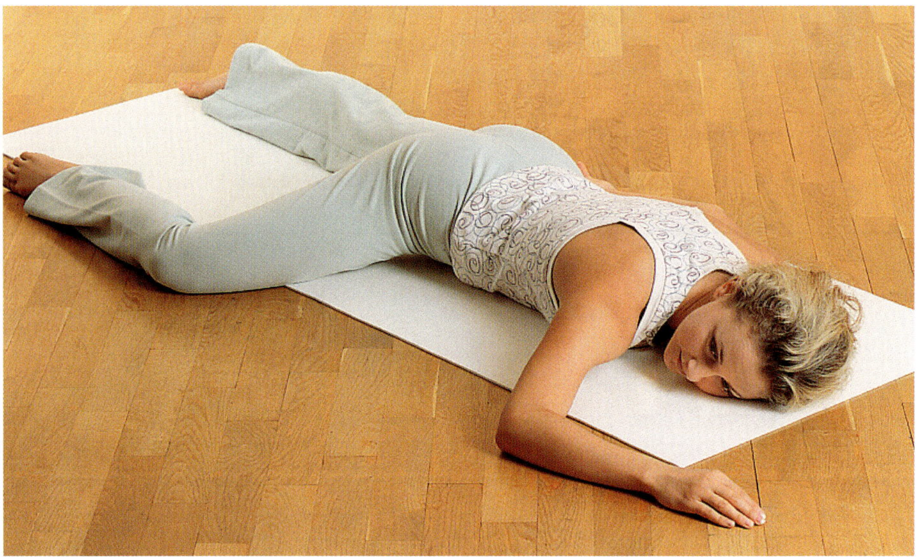

nähern sich an und entfernen sich voneinander. Das führen Sie einige Male aus. Lassen Sie jede Bewegung wieder eine neue Bewegung mit einem Anfang und einem Ende werden. Und beobachten Sie, wie sich durch das Annähern und Entfernen von Knie und Ellenbogen Ihre rechte Rückenhälfte in Bewegung setzt.

- Machen Sie eine Pause und spüren Sie der Bewegung nach.
- Nehmen Sie die Bewegung nochmals auf: Knie und Ellenbogen gleiten aufeinander zu (sie sollen sich nicht berühren) und entfernen sich voneinander. Experimentieren Sie mit der Bewegung, führen Sie sie mal größer, mal kleiner und vielleicht auch einmal besonders langsam aus. Spüren Sie eine Seitneigung, Beugung und Streckung Ihres Rückens?
- Machen Sie eine Pause, kommen Sie in die Rückenlage und spüren Sie der Bewegung nach.
- Drehen Sie sich zurück in die Bauchlage. Dieses Mal legen Sie Ihren Kopf auf die rechte Wange. Beide Hände liegen wie vorher neben dem Kopf. Sie folgen dem gleichen Ablauf wie zuvor. Beginnen Sie das linke Knie zu beugen und wieder zu strecken. Das Knie gleitet dabei über die Unterlage.
- Machen Sie eine Pause und spüren Sie der Bewegung nach.
- Sie führen die Bewegung fort mit der Beugung und Streckung des linken Armes und so weiter, wie Sie es bereits mit dem rechten Arm und Bein getan haben.
- Machen Sie eine Pause und spüren Sie der Bewegung nach.
- Verbinden Sie jetzt alle ausgeführten Bewegungen: Der Kopf liegt auf der linken Wange, rechtes Knie und rechter Ellenbogen nähern und entfernen sich voneinander. Dabei heben Sie Ihren Kopf leicht an und wenden ihn behutsam auf die rechte Wange. Die Halswirbelsäule beteiligt sich. Nun beugen und strecken Sie Ihr linkes Knie und Ihren linken Ellenbogen. Und weiter geht es zur anderen Seite. So entsteht ein »Krabbeln« auf der Stelle.
- Begeben Sie sich nun in die Rückenlage (Abb. S. 46). In Ihrer Vorstellung gehen Sie die vorher ausgeführte Bewegung noch einmal durch. Wie würden Sie die Bewegung in der Rückenlage ausführen?
- Legen Sie Ihre Arme nach oben, die Ellenbogen sind wieder gebeugt, die Hände landen auf den Handrücken neben dem Kopf. Beginnen Sie Ihr rechtes Knie zu beugen und ziehen Sie das Bein langsam über die Fußaußenkante, sodass es sich dem rechten Ellenbogen nähert und lassen Sie es anschließend wieder in die Streckung gleiten. Führen Sie diese Bewegung mehrmals durch und beobachten Sie dabei die Beteiligung Ihres unteren Rückens.
- Machen Sie eine Pause und spüren Sie der Bewegung nach.
- Nehmen Sie die Ausgangsposition wieder ein. Bewegen Sie den rechten Arm auf- und abwärts. Der rechte Ellenbogen nähert sich dem rechten Knie und entfernt sich wieder. Lassen Sie Ihren rechten Arm dieses mehrmals tun.
- Machen Sie eine Pause und spüren Sie der Bewegung nach.
- Bringen Sie nun rechtes Knie und rechten Ellenbogen zueinander und auseinander. Denken Sie daran, es geht

Linker Ellenbogen und linkes Knie nähern und entfernen sich.

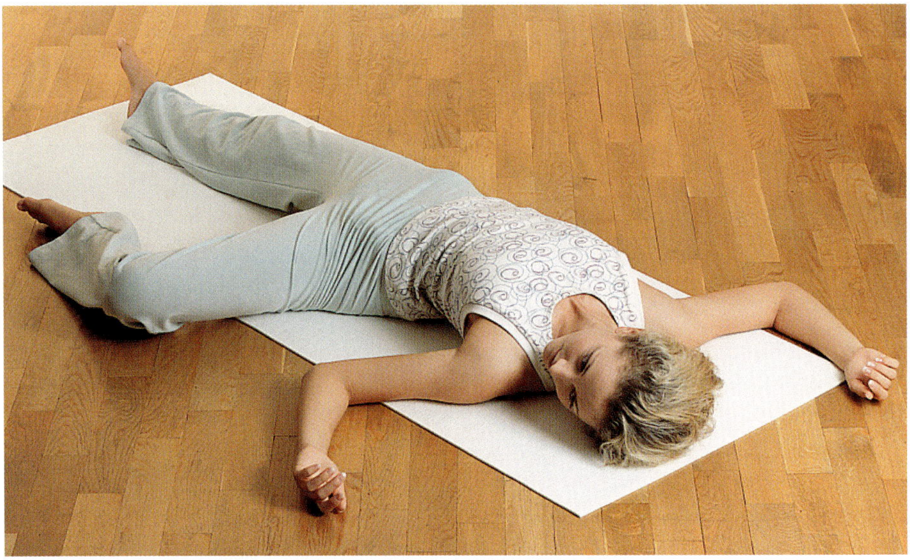

nicht darum eine Höchstleistung zu vollbringen. Die Bewegung soll einfach sein. Versuchen Sie es einige Male.

- Machen Sie eine Pause und spüren Sie der Bewegung nach.
- Jetzt kommt die linke Seite dran. Beginnen Sie mit Ihrem linken Knie. Die Bewegung kennen Sie bereits.
- Machen Sie eine Pause und spüren Sie der Bewegung nach.

Rechter Ellenbogen und rechtes Knie nähern und entfernen sich.

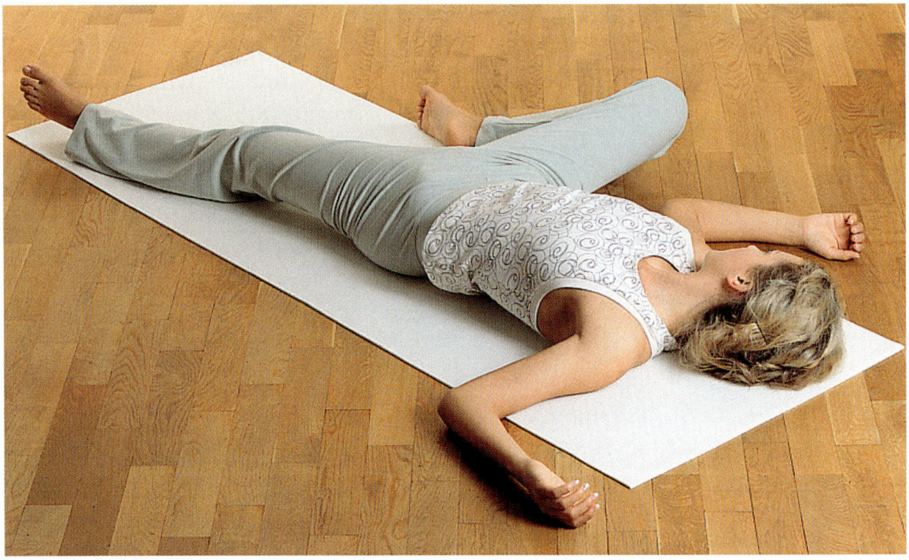

■ Jetzt folgt die Ausführung mit dem linken Arm usw. Fügen Sie in der Rückenlage alle erlernten Bewegungen zusammen. Der rechte Ellenbogen nähert sich dem rechten Knie und entfernt sich wieder. Schon nähert sich der linke Ellenbogen dem linken Knie und entfernt sich wieder. Dabei folgt der Kopf dieser Bewegung von einer Seite zur anderen. So wird daraus eine fließende Bewegung, welche die Wirbelsäule in ihrer gesamten Länge beteiligt.
Haben Sie Spaß gefunden an diesem »Krabbeln« in der Rückenlage? Versuchen Sie es noch einmal.

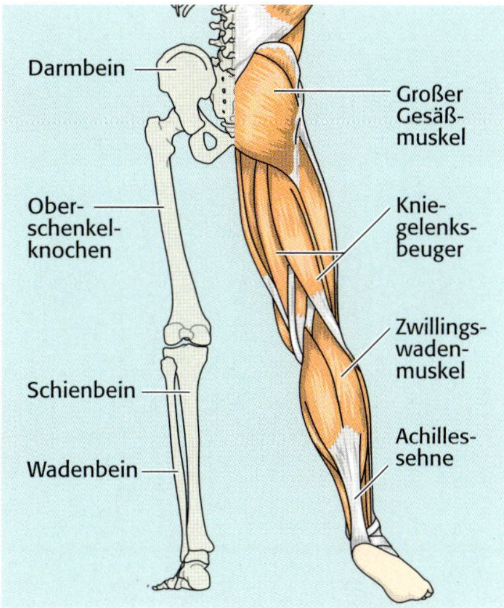

Die Rückseite des Unterkörpers mit Knochen und Muskulatur von Becken und Beinen.

Die Füße bewegen die Hüftgelenke

Zweifellos zu unseren großen Gelenken im Körper gehören die Hüftgelenke. Dort, wo unsere Oberschenkelknochen sich mit dem Becken verbinden, finden wir sie. Von einer »reibungslosen« Funktion dieser Gelenke hängt einiges ab. Ob wir joggen, tanzen, sitzen oder stehen, die Hüften nehmen teil. Starke knöcherne Strukturen wie auch große, kräftige Muskulatur sorgen für die vielfältige Funktion unserer Hüftgelenke. Da bei allen stehenden Tätigkeiten und Bewegungen die Hüftgelenke unser gesamtes Körpergewicht tragen müssen, ist es angezeigt, auch wieder für ihre Entlastung und Erholung zu sorgen, damit sich der Gelenkspalt nicht verengt und die Gelenkhäute Gelegenheit haben, Gelenkschmiere zu bilden. Die Gelenkschmiere oder Synovialflüssigkeit sorgt für eine reibungslose Funktion unserer Gelenke und beugt Verschleißerkrankungen wie Arthrose vor. Außer der nachfolgenden Lektion für die Hüftgelenke finden Sie im Teil Kurzlektionen und Tipps noch andere Möglichkeiten, Ihren Hüften etwas Gutes zu tun.

Lektion 10

■ Diese Lektion führen Sie im Stehen aus. Ziehen Sie dafür Ihre Schuhe aus, wenn Sie mögen, auch Ihre Stümpfe. Stellen Sie sich dann aufrecht hin. Spüren Sie Ihre Füße, den Boden unter Ihren Fußsohlen. Wie fest sind Ihre Fußsohlen mit dem Boden verbunden? Wie verteilen Sie Ihr Körpergewicht auf die Fußsohlen, gibt es unter Ihren Füßen Stellen, die Sie deutlicher spüren als andere?
■ Verlagern Sie Ihr Körpergewicht einige Male von vorn nach hinten. Danach verlagern Sie von einer Seite zur anderen.
■ Stehen Sie wieder still und gehen Sie mit Ihrer Aufmerksamkeit zu Ihren bei-

Lektion 10
Links: **Spüren Sie beide Fußsohlen.**

Rechts: **Der rechte Fuß kreuzt vor dem linken.**

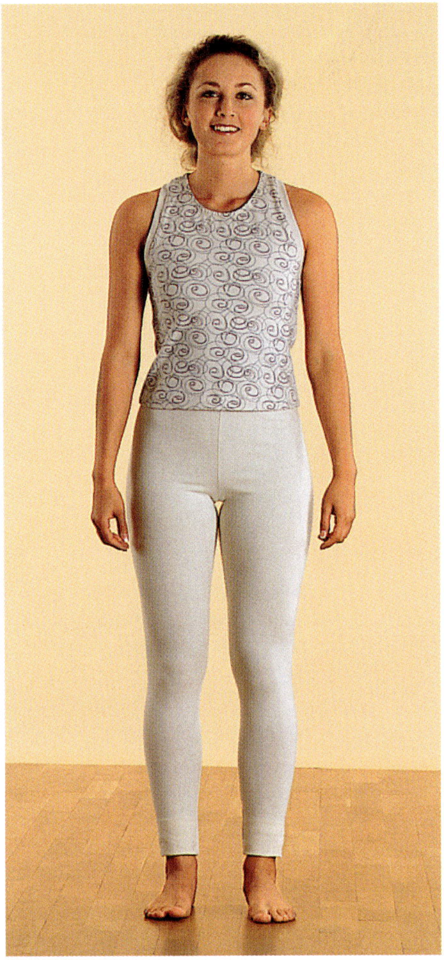

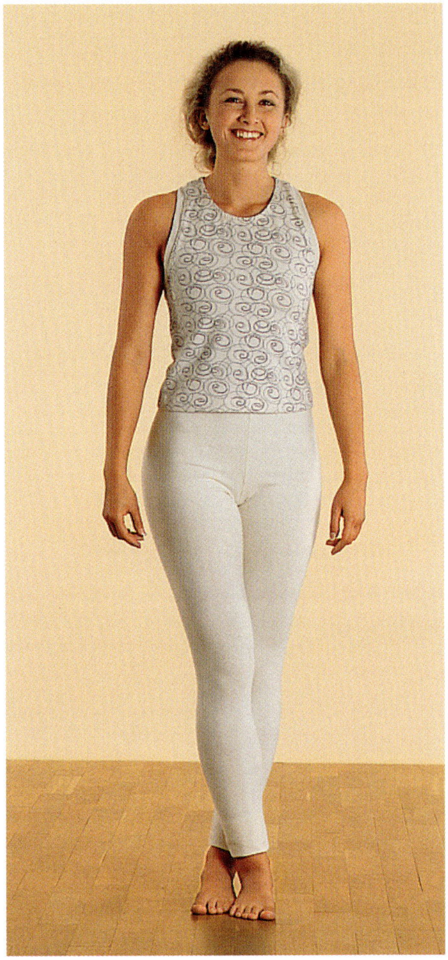

den Fußgelenken, weiter aufwärts spüren Sie Ihre Kniegelenke und dort, wo beide Oberschenkel sich mit dem Becken verbinden, sind Ihre Hüftgelenke.

- Gehen Sie langsam einige Schritte vorwärts und folgen Sie in Gedanken der Bewegung, die in Ihren Hüftgelenken entsteht. Gehen Sie ein paar Schritte rückwärts. Wie empfinden Sie dies?
Bei jedem kleinen Schritt, den Sie vorwärts oder rückwärts tun, entsteht eine kleine Drehbewegung im Hüftgelenk. Bleiben Sie mit Ihrer Aufmerksamkeit bei dieser Drehbewegung.
- Machen Sie eine Pause. Setzen Sie sich auf einen Stuhl und spüren Sie der Bewegung nach.
- Stellen Sie sich wieder auf und verschränken Ihren rechten Fuß vor dem linken. Verlagern Sie in dieser Position Ihr Gewicht wieder mehrmals nach vorn und nach hinten. Verlagern Sie Ihr Ge-

wicht langsam und spüren Sie dabei, wie Fußgelenke und Hüftgelenke sich beteiligen.

- Lösen Sie die Verschränkung Ihrer Füße wieder auf und gehen Sie einige Schritte durch den Raum.
- Bleiben Sie am Platz, verschränken Sie nochmals Ihren rechten Fuß vor dem linken und verlagern Sie Ihr Gewicht von einer Seite zur anderen. Spüren Sie, wie sich Ihre Gewichtsverlagerung nach oben zur Wirbelsäule hinauf fortsetzt?
- Gehen Sie durch den Raum.

Stellen Sie sich noch einmal hin und verschränken Ihre Füße in der gleichen Weise. Führen Sie die Gewichtsverlagerung nochmals aus. Dabei verlagern Sie Ihr Gewicht mal nach vorn, mal zur Seite und mal nach hinten. Können Sie daraus einen Kreis entstehen lassen? Gehen Sie wieder ein paar Schritte durch den Raum.

- Machen Sie eine Pause und spüren Sie der Bewegung nach.

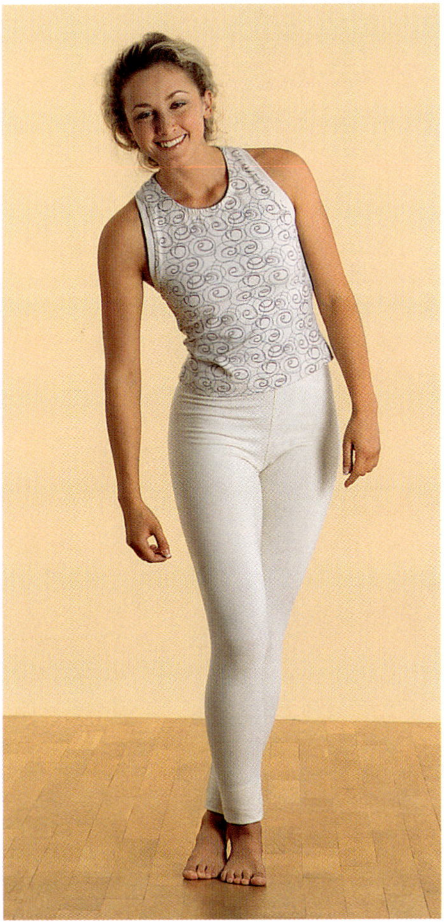

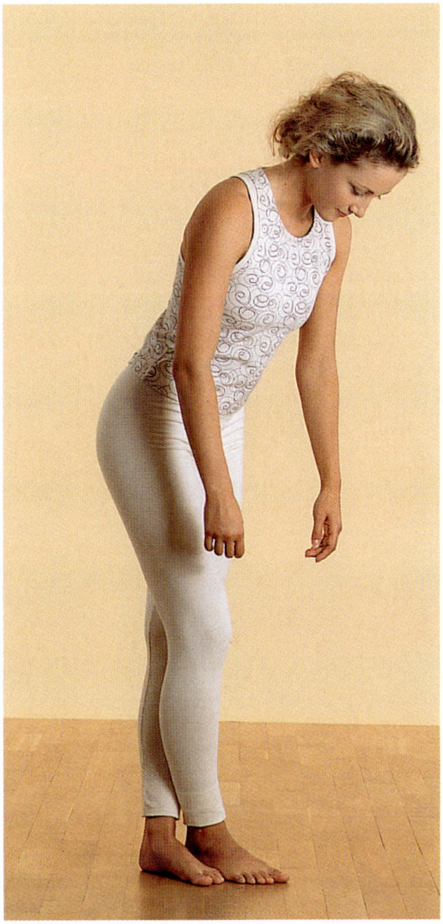

Links: **Das Gewicht verlagert sich zur Seite**

Rechts: **... und nach vorn.**

■ Versuchen Sie die gelernte Bewegung noch einmal aufzunehmen. Dieses Mal bringen Sie Ihren rechten Fuß hinter den linken. Folgen Sie mit Ihrer Aufmerksamkeit der Bewegung in Fuß-, Knie- und Hüftgelenken und auch der Beteiligung Ihrer Wirbelsäule.
■ Gehen Sie wieder durch den Raum und genießen Sie Ihren beschwingten Gang!

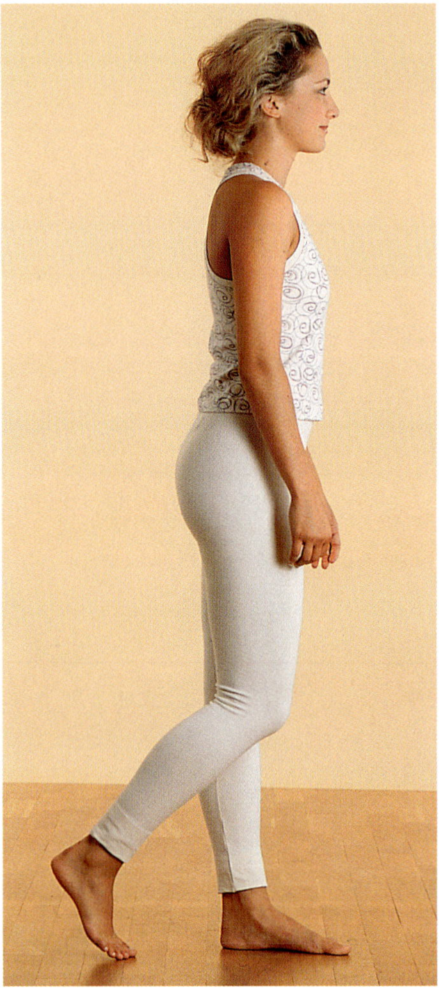

Rückwärts durch den Raum.

Beckenspaziergang für Hüftgelenke und Rücken

Das Becken ist ein wichtiger knöcherner Anteil für unseren Körper. Wie in einer Art Schale werden hier unsere Bauchorgane getragen. Außerdem ist das Becken eine wichtige Verbindung zwischen Hüfte und Wirbelsäule. Bei jedem Schritt, den wir gehen, wird durch unsere Beine der Bewegungsablauf auf das Becken und dann auf den Rücken übertragen. Unterschiedliche Muskelgruppen und die einzelnen Gelenke machen diese Funktion möglich. Meist passiert das ganz selbstverständlich und ohne unsere Beachtung. Erst wenn ein Teil dieser Bewegungskette seine Aufgabe nicht erfüllt, wird unsere Aufmerksamkeit geweckt. Mit der folgenden Lektion schenken Sie sowohl dem Becken wie auch den Hüftgelenken und damit der Verbindung zum Rücken entsprechende Beachtung.

Lektion 11

■ Setzen Sie sich auf einen Stuhl und stellen Sie sich vor, auf der Sitzfläche ist das Zifferblatt einer Uhr gezeichnet. Sie sitzen in der Mitte des Zifferblattes, vor Ihnen ist die Zahl Zwölf, nach hinten ist die Sechs, rechts von Ihnen die Zahl Drei und links die Neun. Spüren Sie die knöchernen Strukturen, auf denen Sie sitzen, Ihre Sitzbeine?
■ Legen Sie Ihre Hände auf ihren Oberschenkeln ab und beginnen Sie nun die Bewegung, indem Sie Ihr Becken auf den Sitzbeinhöckern vor- und zurück-

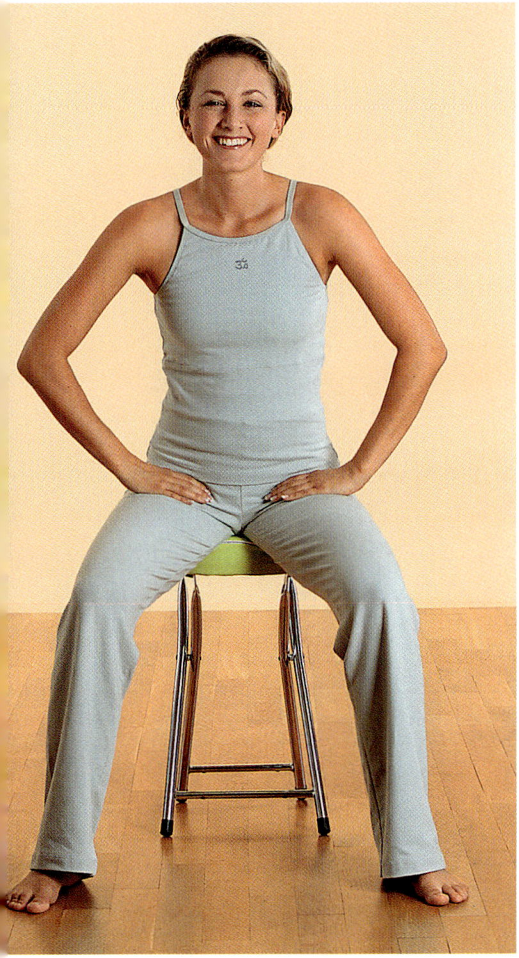

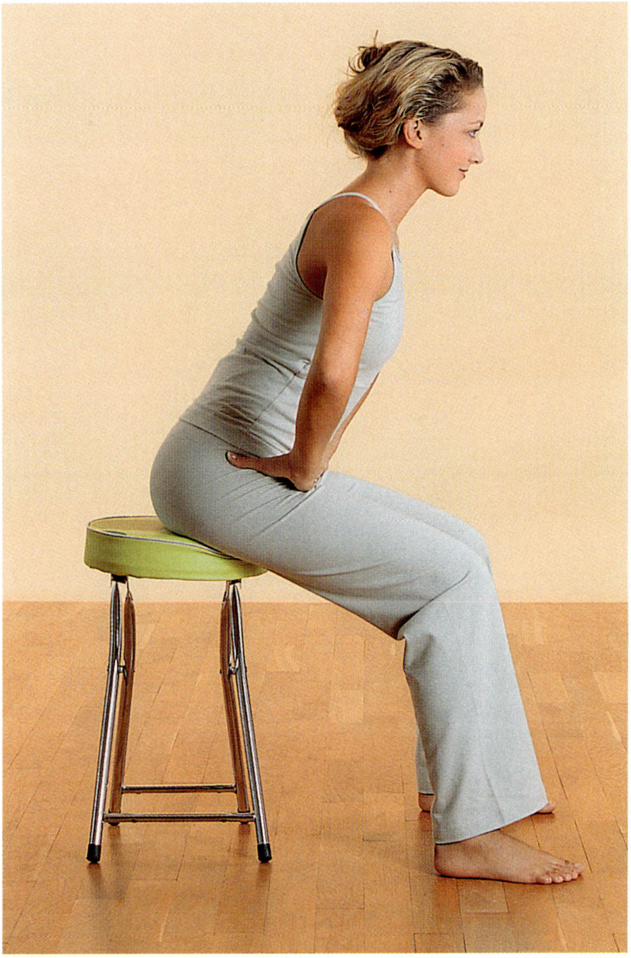

»rollen« lassen. Die Bewegung geht vor zur Zwölf und zurück zur Sechs. Machen Sie einige Wiederholungen.

- Machen Sie eine Pause und spüren Sie der Bewegung nach.
- Kommen Sie in die Ausgangsposition zurück und nehmen Sie die Bewegung wieder auf. Sie lassen Ihr Becken vor- und zurückrollen. Spüren Sie, wie Ihr unterer Rücken sich rundet, wenn Sie Ihr Becken in Richtung Sechs kippen, und wie er »hohl« wird, wenn Sie in Richtung Zwölf kippen?
- Machen Sie eine Pause und spüren Sie der Bewegung nach.
- Sie sitzen auf dem Stuhl, auf der Mitte des Zifferblattes. Nehmen Sie Ihre Hände und fühlen Sie in den Leisten Ihre beiden Hüftgelenke, die gelenkige Verbindung zwischen Becken und Oberschenkel. Wenn Sie Ihr Becken jetzt einmal vorkippen, können Sie spüren, dass

Lektion 11
Links: **Die Hüftgelenke spüren.**

Rechts: **Der Oberkörper neigt sich vor.**

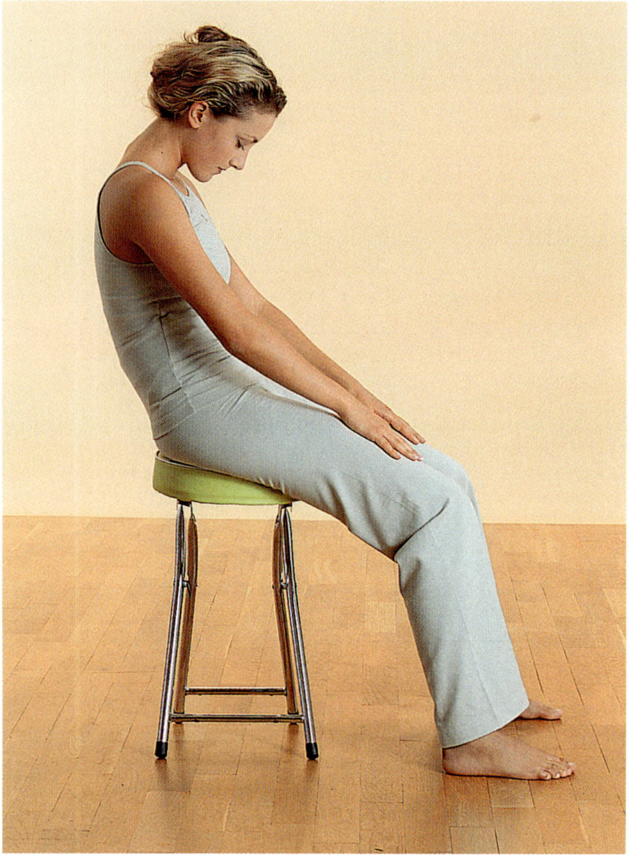

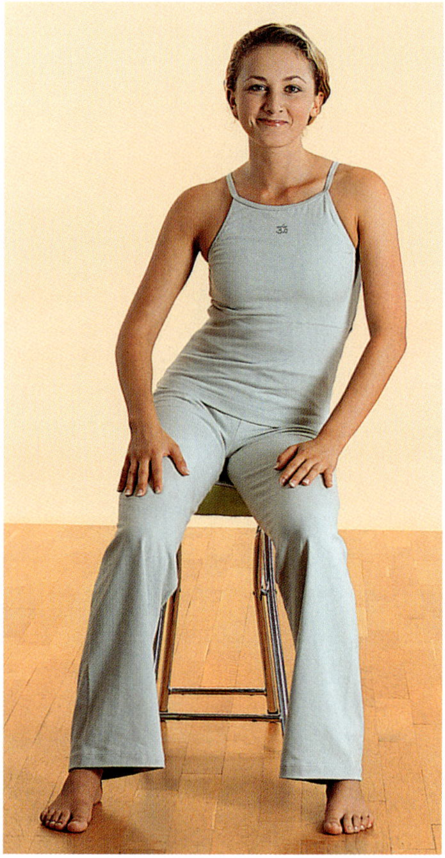

Links: **Der Oberkörper beugt sich zurück.**

Rechts: **Die linke Beckenhälfte spaziert.**

der Raum Ihrer Leisten sich verkleinert. Kippen Sie nach hinten zur Sechs, vergrößert sich der Raum. Es entsteht zur Bewegung im Rücken auch eine Bewegung für Ihre Hüftgelenke. Probieren Sie dies mehrmals.

- Machen Sie eine Pause und spüren Sie der Bewegung nach.
- Kommen Sie zurück zur Ausgangsposition, in die Mitte des Zifferblattes. Kippen Sie Ihr Becken jetzt von drei Uhr nach neun Uhr und zurück. Spüren Sie, welche Bewegung daraus für den Rücken und die Hüften entsteht. Lassen Sie jede der einzelnen Bewegungen neu entstehen. Experimentieren Sie damit.
- Machen Sie eine Pause und spüren Sie der Bewegung nach.
- Setzen Sie sich wieder in die Mitte der »Uhr«. Gehen Sie mit Ihrem Becken die Zahlen Zwölf, Eins, Zwei bis zur Drei ab und wieder zurück zur Zwölf. Spüren Sie die Beteiligung von Wirbelsäule und Hüften?
- Machen Sie eine Pause und spüren Sie der Bewegung nach.
- Probieren Sie nun einmal eine halbe Stunde mit Ihrem Becken zu gehen. Von

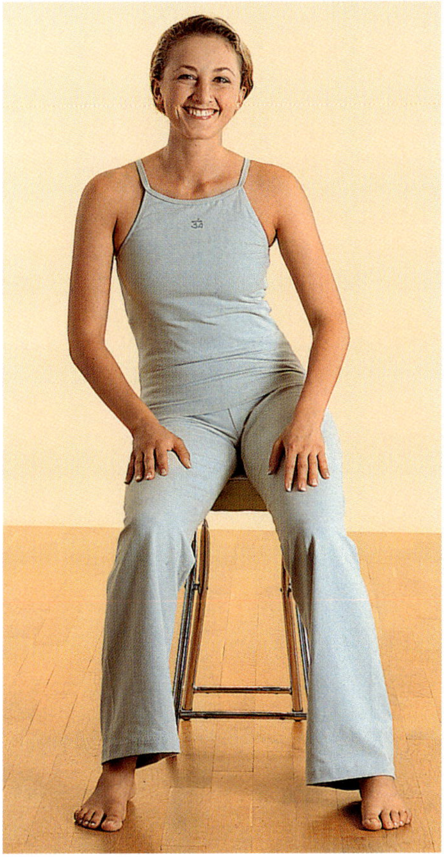

Die rechte Beckenhälfte spaziert.

der Zwölf zur Eins, Zwei, Drei usw. bis hinunter zur Sechs und zurück. Wie rund ist das Zifferblatt, das Sie abschreiten?

- Machen Sie eine Pause und spüren Sie der Bewegung nach.
- Gehen Sie mit Ihrer linken Beckenhälfte in gleicher Weise spazieren. Zuerst von Zwölf, auf Elf, auf Zehn und zurück. Danach von Zwölf auf Elf usw. hinunter bis zur Sechs und wieder zurück. Beobachten Sie dabei, wie Ihr Rücken sich beugt und streckt, Sie größer und kleiner werden und Ihre Hüften dabei mitspielen.
- Machen Sie eine Pause und spüren Sie der Bewegung nach.
- Jetzt gehen Sie mit Ihrem Becken im Kreis auf dem Zifferblatt spazieren. Beginnen Sie im Uhrzeigersinn, von Zwölf nach Eins usw. bis Sie zur Zwölf zurückkommen. Gehen Sie einige Male mit Ihrem Becken im Kreis und verfolgen Sie die Zahlen, über die Sie spazieren. Ist Ihr Kreis rund?
- Machen Sie eine Pause und spüren Sie der Bewegung nach.
- Drehen Sie jetzt den Spaziergang Ihres Beckens um. Gehen Sie gegen den Uhrzeigersinn. Danach erheben Sie sich von dem Stuhl und machen einige Schritte durch den Raum. Spüren Sie der neuen Beweglichkeit von Hüften und unterem Rücken nach.

Die Fußgelenke kommen in Bewegung

Viele Einzelknochen und Muskeln, Sehnen und Bänder machen unsere Füße beweglich. Häufig stecken unsere Füße in schönem modischen Schuhwerk und

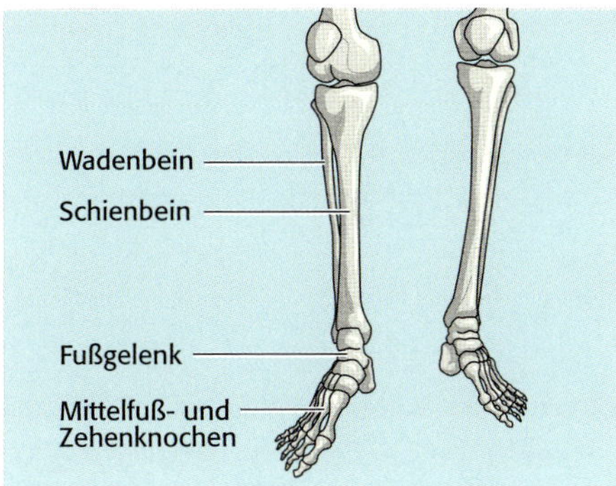

Die Knochen des Fußes.

können sich nicht so recht an der Gehbewegung beteiligen. Als zwei recht kleine »Standflächen« tragen die Füße unser verhältnismäßig großes Körpergewicht. Die vielen kleinen gelenkigen Verbindungen ermöglichen uns ein Gehen auch auf unebenen Pfaden. Das ist den Füßen aber nur noch sehr selten vergönnt. Meist ist ihr Auftritt sehr einseitig geprägt.

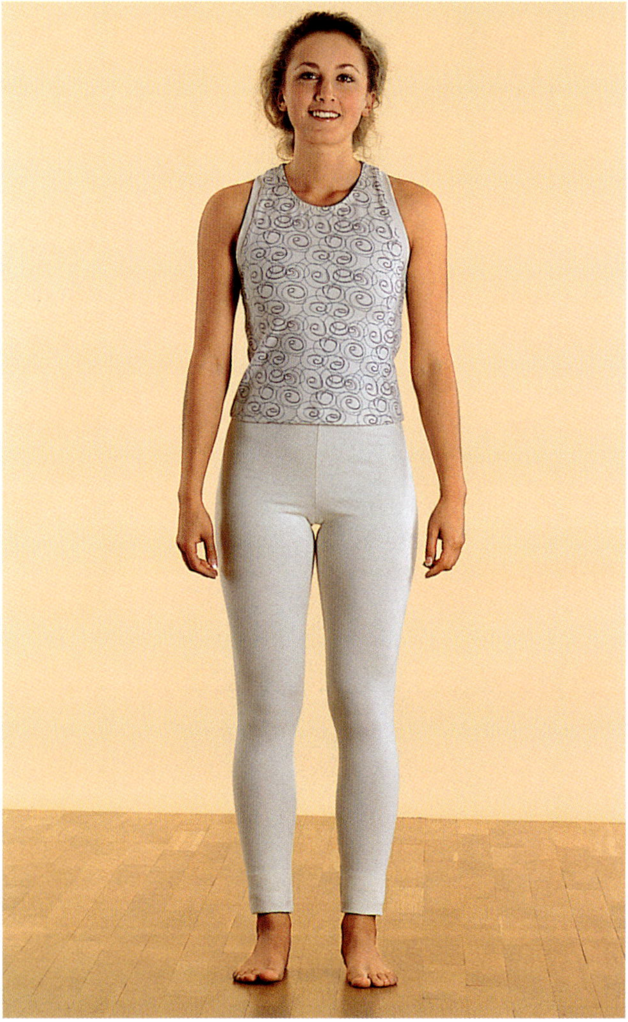

Lektion 12 Spüren Sie beide Fußsohlen.

Da aber alles in unserem Körper irgendwie zusammenspielt, sorgen geschmeidig bewegliche Füße für gesunde Beweglichkeit von Knie- und Hüftgelenken und nicht zuletzt sogar für eine ausgeglichene Funktion unserer Wirbelsäule. Andersherum gesagt können starre Fußgelenke Ursache für Knie-, Hüft- oder Rückenbeschwerden sein. Denn den Bewegungsausgleich für ein nicht funktionierendes Gelenk holt sich unser Körper über ein anderes Gelenk. Hier entsteht eine Überlastung und somit Beschwerden. Wir können die Füße zwar als unteres Ende unseres Körpers bezeichnen, für einem reibungslosen Bewegungsablauf stehen sie in ihrer Wichtigkeit jedoch weit oben.

Lektion 12

Stellen Sie sich barfuß (oder mit Strümpfen, ohne Schuhe) auf den Boden und spüren Sie Ihre Füße. Alle zehn Zehen, die Fußaußen- und die Fußinnenkanten beider Füße, die Fersen und die Fußsohlen sind in Ihrem Bewusstsein, sodass Sie alle gleichermaßen spüren können.

- Gehen Sie nun barfuß durch den Raum und spüren Sie Ihre Schritte. Wie setzen Sie Ihre Füße auf? Rollen Sie von der Ferse über den Fuß nach vorn bis zu den Zehen? Führen Sie die nächsten Schritte ganz bewusst und langsam aus. Nehmen Sie Ihre Fußgelenke wahr. Wie sind sie mit Beugung und Streckung an Ihren Schritten beteiligt? Ist es möglich Ihre Fersen weich am Boden aufzusetzen und die gesamte Fußsohle geschmeidig abzurollen bis zu den Zehenspitzen?

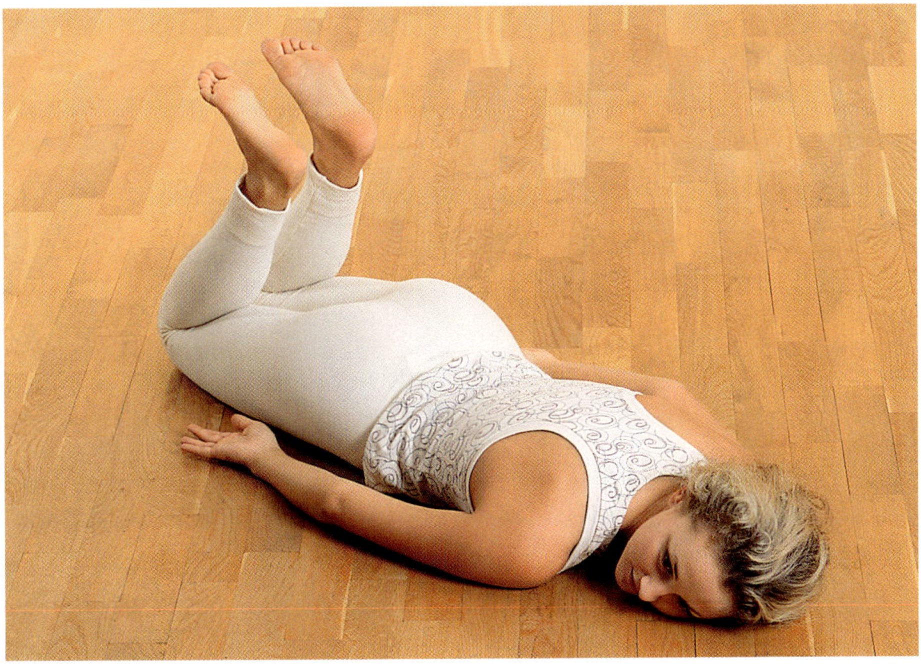

Die Füße zeigen in Richtung Zimmerdecke.

▪ Begeben Sie sich in die Bauchlage. Ihren Kopf legen Sie auf eine Seite. Probieren Sie, auf welcher Seite Ihr Kopf bequem liegen kann. Beugen Sie Ihre Knie, sodass die Füße zur Zimmerdecke zeigen. Bringen Sie Ihre Füße so zusammen, dass die Fußinnenkanten sich berühren. Spüren Sie dieser Berührung nach. Welche Teile haben Kontakt, wo spüren Sie keine Berührung?

▪ Drehen Sie Ihren rechten Fuß so, dass die Berührung der Fersen sich löst und die Fußballen sich zueinander drehen. Wiederholen Sie dies mehrere Male und beobachten Sie, welche Bewegung sich in Ihrem rechten Fußgelenk abspielt.

▪ Machen Sie eine Pause, während Sie Ihren Kopf zur anderen Seite drehen. Spüren Sie der Bewegung nach.

▪ Kehren Sie zurück in die Ausgangsposition. Bewegen Sie jetzt den rechten Vorderfuß nach rechts, dabei kommen die Fersen näher zueinander, die Fußballen entfernen sich voneinander. Können Sie eine Beteiligung Ihrer Fuß- und Kniegelenke spüren?

▪ Machen Sie eine Pause und spüren Sie der Bewegung nach.

▪ Drehen Sie sich auf die linke Seite. Prüfen Sie ob Sie bequem liegen. Führen

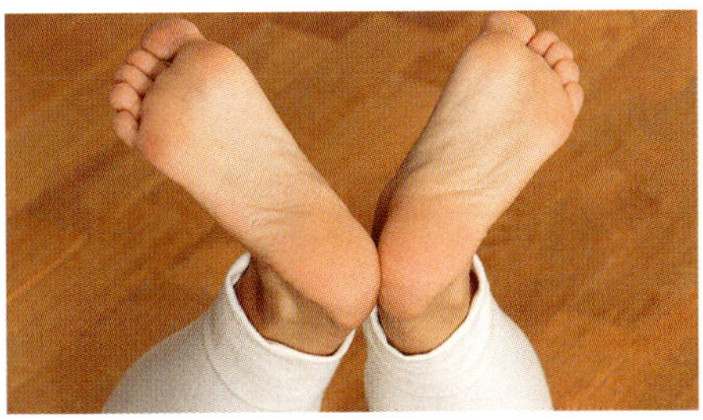

Die Fersen berühren sich.

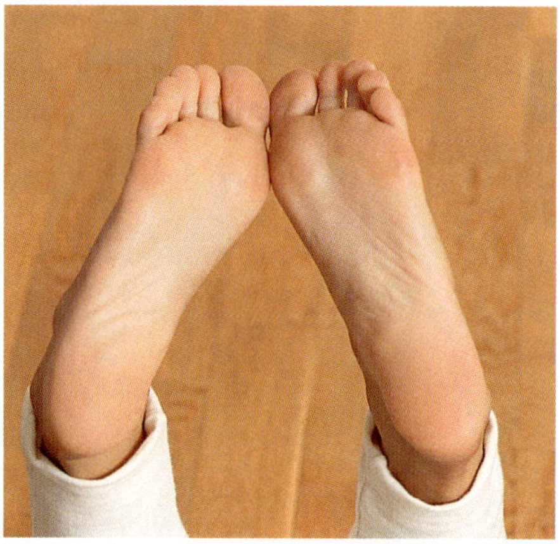

Die Großzehen berühren sich.

Sie die gelernten Bewegungen in dieser Seitposition aus. Beginnen Sie damit, die rechte Ferse von der linken zu entfernen und zurückzubringen.

- Machen Sie eine Pause und spüren Sie der Bewegung nach.
- Danach entfernen Sie den rechten Ballen vom linken und führen ihn zurück. Wiederholen Sie beide Bewegungen mehrmals.
- Machen Sie eine Pause und spüren Sie der Bewegung nach.
- Kommen Sie zurück in die Bauchlage, legen Sie Ihren Kopf auf eine Wange, und kommen Sie mit den Füßen in die bekannte Position, beide Fußinnenkanten berühren sich. Sie führen alle Bewegungen wie vorher mit dem rechten Fuß jetzt mit dem linken Fuß aus.
- Nach einer kurzen Pause kommen Sie zum Stehen. Gehen Sie so bewusst wie zu Beginn Ihrer Lektion durch den Raum. Spüren Sie noch einmal Ihre Fußsohlen und Ihre Fußgelenke. Ist Ihr Gang geschmeidiger geworden? Nehmen Sie Füße und Fußgelenke aufmerksam wahr?

Zwei Füße und zehn Zehen

Lektion 13

- Legen Sie sich auf den Rücken und strecken Sie Ihre Beine aus. Fühlen Sie den Kontakt zu Ihrer Unterlage. Wie weich kommt die Unterlage Ihrem Rücken entgegen? Spüren Sie die Länge Ihrer Beine, Ihre Füße, die Fußsohlen und Ihre Zehen?
- Setzten Sie sich auf den Boden und stellen Sie Ihre Füße auf. Ziehen Sie mit Ihren Händen jeweils jede Zehe nach oben und lassen Sie die Zehe ohne Hilfe zum Boden zurückgleiten. Wiederholen Sie dies mehrmals.
- Beugen Sie Ihr rechtes Knie und stellen Sie den Fuß auf den Boden, lassen Sie das linke Bein gestreckt. Spüren Sie Ihre gesamte Fußsohle und Ihre Zehen auf dem Boden. Heben Sie die fünf Zehen an und lassen Sie sie zum Boden zurück. Führen Sie dies mehrfach aus und beobachten Sie, wie weit Sie Ihre Zehen hochheben. Wo

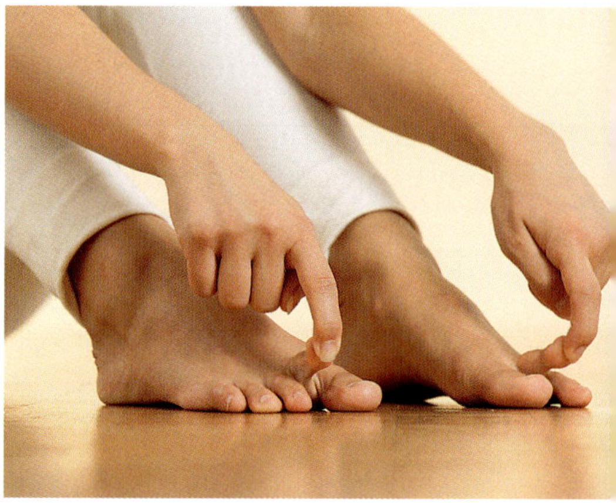

Lektion 13
Ein Finger hebt die Zehen an.

können Sie gelenkige Verbindungen spüren, die diese Bewegung möglich machen?

- Machen Sie eine Pause, strecken Sie Ihre Beine aus und spüren Sie der Bewegung nach.
- Stellen Sie Ihren linken Fuß auf, strecken Sie Ihr rechtes Bein und führen Sie mit dem zweiten Bein die gleiche Bewegung aus.
- Machen Sie eine Pause und spüren Sie der Bewegung nach.
- Stellen Sie nun beide Füße auf, ziehen die Großzehen beider Füße hoch und lassen Sie sie wieder zurück zum Boden. Verfolgen Sie mit Ihrem Bewusstsein dieses Anheben der Zehen und vergleichen Sie beide Füße miteinander. Lassen sich die Zehen auf jeder Seite gleichermaßen anheben oder gibt es einen Unterschied?
- Machen Sie eine Pause und spüren Sie der Bewegung nach.
- Legen Sie sich danach auf den Rücken, stellen die Füße auf den Boden und heben Sie die Zehen beider Füße gleichzeitig an und lassen sie wieder zum Boden zurück. Machen Sie das mehrere Male und spielen Sie mit dieser Bewegung. Führen Sie sie mal größer durch, mal kleiner und variieren Sie auch die Geschwindigkeit: mal schneller, mal langsamer.
- Machen Sie eine Pause und spüren Sie der Bewegung nach.
- Stellen Sie Ihre Füße wieder auf den Boden. Heben Sie nun die Fersen an und lassen Sie sie zum Boden zurück. Wiederholen Sie dies wieder mehrfach.
- Machen Sie eine Pause und spüren Sie der Bewegung nach.

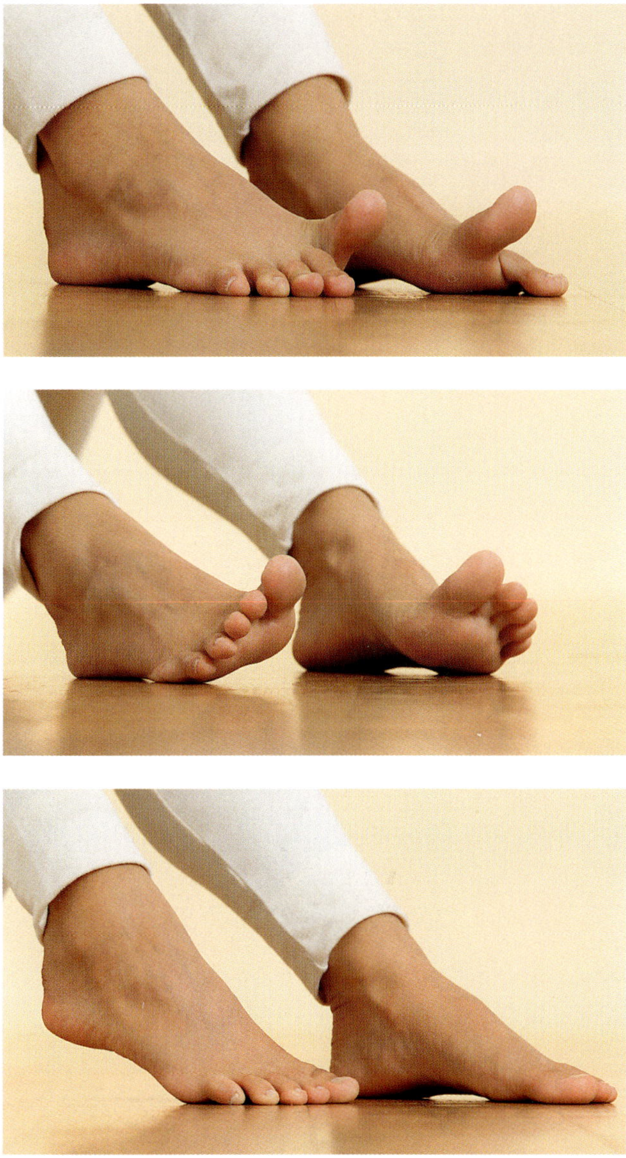

Oben: **Die Großzehen heben sich ohne Hilfe.**
Mitte: **Die Zehen heben sich an.**
Unten: **Die Ferse hebt sich an.**

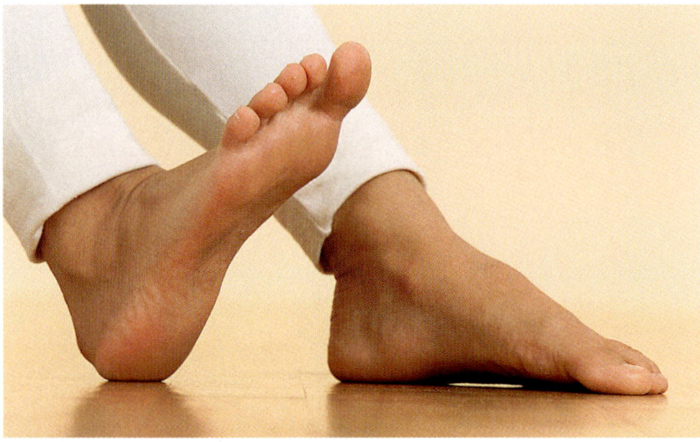

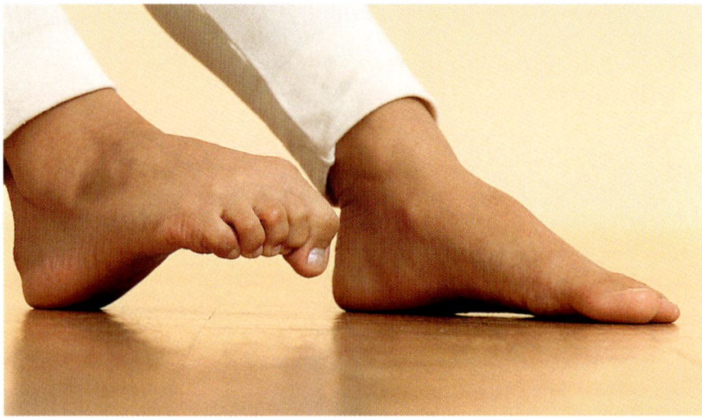

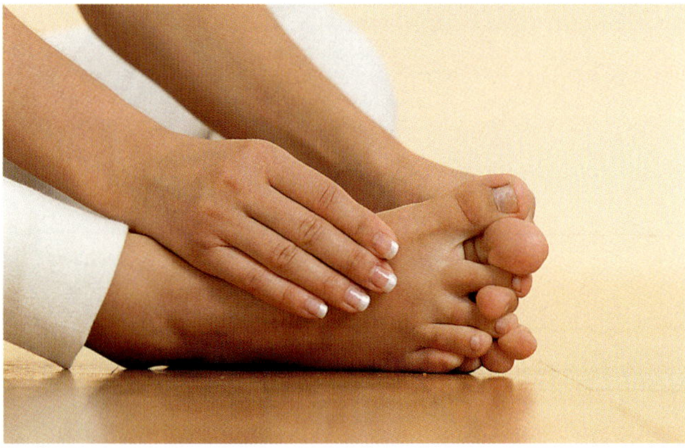

Oben: **Der Vorderfuß hebt sich an.**
Mitte: **Die Zehen werden »eingerollt«.**
Unten: **Die Zehen werden »gefaltet«.**

- Stellen Sie beide Füße auf den Boden. Jetzt heben Sie den rechten Vorderfuß an und lassen ihn zum Boden zurück.
- Dann versuchen Sie noch einmal die Zehen anzuheben, und anschließend wieder den Vorderfuß.
- Nach einer Pause wiederholen Sie die Bewegungen mit dem linken Fuß.
- Stellen Sie beide Füße auf den Boden, heben Sie beide Vorderfüße vom Boden ab und lassen Sie sie zum Boden zurück.
- Machen Sie eine Pause und spüren Sie der Bewegung in Ihren Fußgelenken nach.
- Stellen Sie beide Füße auf den Boden. Heben Sie nun den rechten Vorderfuß an und rollen Sie anschließend Ihre Zehen ein, so als wollten Sie damit etwas greifen. Wiederholen Sie dies mehrmals. Sie heben den Vorderfuß hoch und greifen mit Ihren Zehen zu.
- Nach einer Pause wiederholen Sie die Bewegung mit dem linken Fuß.
- Machen Sie eine Pause und spüren Sie der Bewegung nach.
- Drehen Sie sich auf eine Seite und kommen Sie langsam zum Sitzen. Beugen Sie Ihre Knie und bringen Sie Ihre Fußsohlen zueinander. Mit Unterstützung Ihrer Finger verschränken und falten Sie nun Ihre Zehen so, wie Sie das vom Falten der Hände kennen. Führen Sie die Zehen mit Ihren Händen an die »richtige Stelle«. Falten Sie die Füße so gut es geht und denken Sie daran, es geht nicht um Perfektion. Bleiben Sie einen kurzen Moment mit »gefalteten Füßen« sitzen.
- Machen Sie eine Pause und spüren Sie der Bewegung nach.
- Bleiben Sie auf dem Boden sitzen und stellen Sie noch einmal beide Füße auf

den Boden. Heben Sie nun noch einmal die Zehen beider Füße. Ist die Bewegung geschmeidiger oder deutlicher geworden?

- Wechseln Sie einmal in der Bewegung, indem Sie mal nur die Zehen des rechten, mal nur die Zehen des linken Fußes und dann wieder die Zehen beider Füße gemeinsam heben.
- Stehen Sie danach auf und gehen Sie einige Schritte durch den Raum, um das geschmeidige Abrollen der Fußgelenke zu genießen.

Bewegliche Finger

Greifen und begreifen, fühlen, tasten und noch vieles mehr ermöglichen uns unsere Finger und Hände. Ein ausgewogener Aufbau vieler einzelner Knochen (ähnlich wie bei den Füßen) und unterschiedliche Muskelgruppen sorgen für zielgenaue Feinmotorik und Feinabstimmung der Finger und Handbewegungen. Unzählige Tastkörperchen in unseren Fingern und Handinnenflächen geben uns unseren Tastsinn und die Sensibilität beim Zugreifen.
Ob wir ein Formular ausfüllen und dabei in Schönschrift unseren Schreibstift führen, oder ob es darum geht eine schwere Getränkekiste zu transportieren, ob wir ein Salatbesteck halten, einem Kind über den Kopf streichen oder unser Auto lenken, die Finger und Hände sind Werkzeug und Sinnesorgan zugleich. Präzise und genau ermöglichen sie uns den häufigen Wechsel zwischen grobem und feinem Greifen.

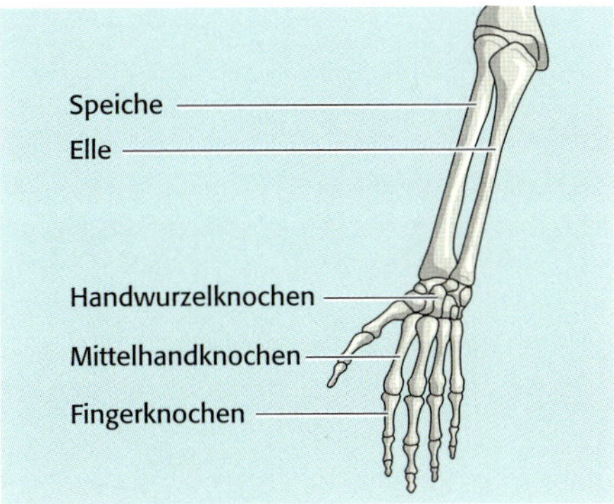

Die Knochen der Hand.

Lektion 14

- Setzen Sie sich bequem auf den Boden, auf eine Decke oder Gymnastikmatte. Schließen Sie die Augen und legen Sie beide Handinnenflächen aufeinander. Spüren Sie Ihre Handinnenflächen und Ihre Finger?
- Reiben Sie Ihre Hände, die Handinnenflächen und die Handrücken so, als wollten Sie die Hände waschen (Abb. S. 60). Waschen Sie jeden Finger einzeln.
- Falten Sie Ihre Hände jetzt und fühlen Sie, welcher Ihrer Daumen oben ist, welcher unten (Abb. S. 61 li. o.). Lösen Sie die Hände wieder voneinander und falten Sie sie wieder. Wie berühren die Finger einander?
- Falten Sie die Hände jetzt so, dass der andere Daumen oben ist (Abb. S. 61 re. o.). Sie falten die Hände in einer ungewohnten Weise. Wiederholen Sie diese ungewohnte Art mehrmals.
- Machen Sie eine Pause in der Rückenlage und spüren Sie der Bewegung nach.
- Bleiben Sie in der Rückenlage und strecken Sie Ihren rechten Arm auf Schulterhöhe zur Seite heraus. Ihre Hand drehen Sie so, dass der Handrücken auf dem Bo-

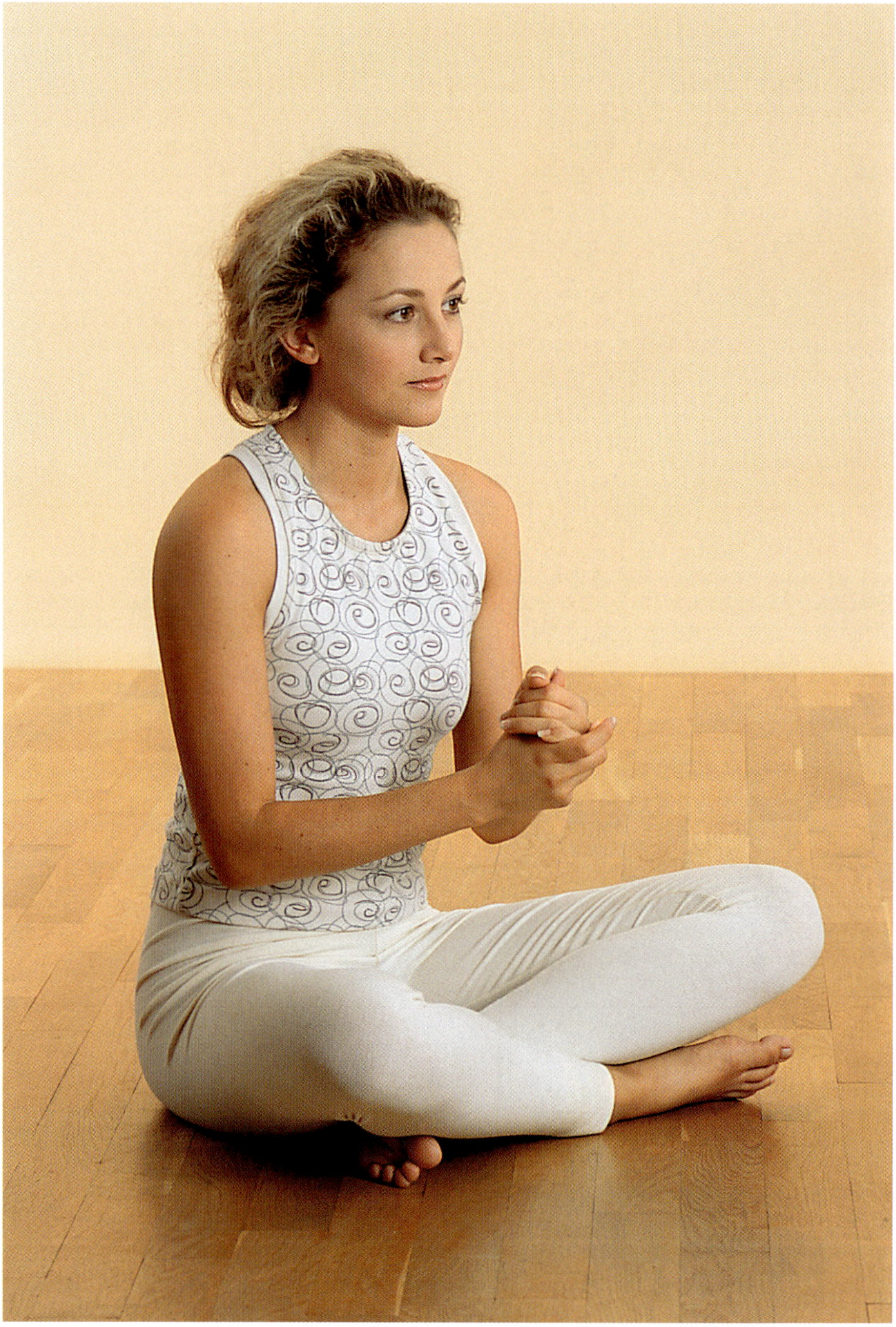

Lektion 14
Die Hände werden »gewaschen«.

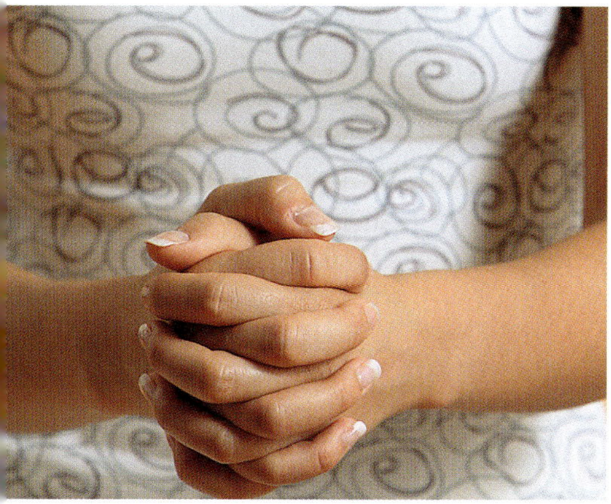

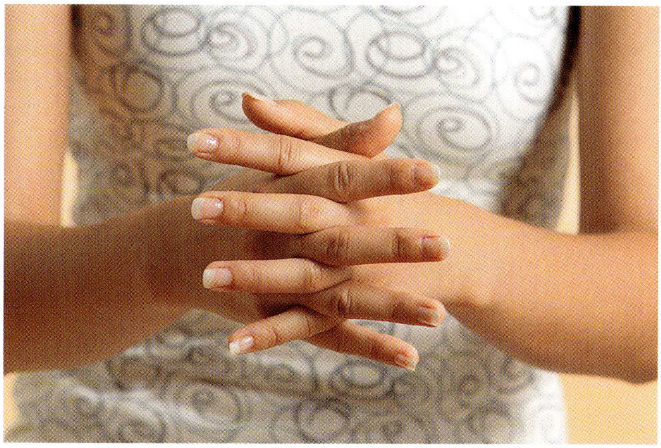

den liegt (Abb. Mitte). Spüren Sie die Beugung Ihrer Finger? Wo befindet sich der Daumen im Verhältnis zu den anderen vier Fingern? Beginnen Sie die Finger zu bewegen und zwar so, dass der Daumen den anderen vier Fingern entgegenkommt. Die Finger beugen und strecken sich leicht. Sie spielen mit dieser Bewegung, indem der Daumen sich mal mehr zum kleinen Finger beugt, mal zum Ringfinger und so weiter … Führen Sie diese Bewegung klein und einfach, ohne Anstrengung aus.

- Machen Sie eine Pause, nehmen Sie die rechte Hand neben den Körper und spüren Sie der Bewegung nach.
- Legen Sie die rechte Hand wieder auf Schulterhöhe. Lassen Sie die Finger locker (Abb. unten). Spüren Sie die mittleren Fingergelenke am Boden? Beginnen Sie mit dem Fingergelenk des rechten Zeigefingers auf den Boden zu klopfen. Wiederholen Sie das mehrmals und variieren Sie die Bewegung mal größer, mal kleiner, mal intensiver, dann mal wieder ganz leicht.
- Nach einer kurzen Pause führen Sie die gleiche Bewegung mit dem Mittelfinger aus.
- Nach einer kurzen Pause bewegen Sie den Ringfinger und so weiter … bis zum kleinen Finger und wieder zurück.

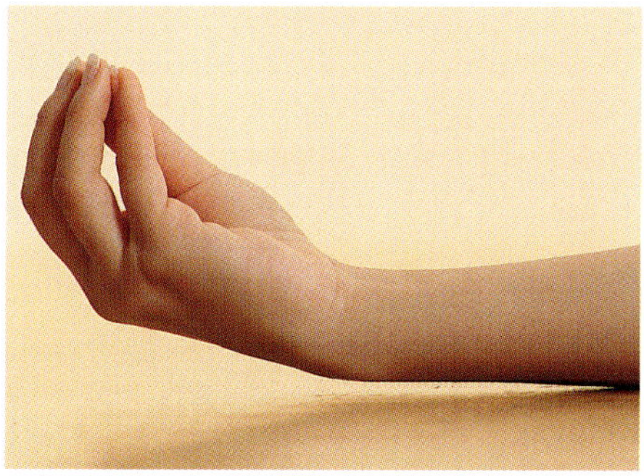

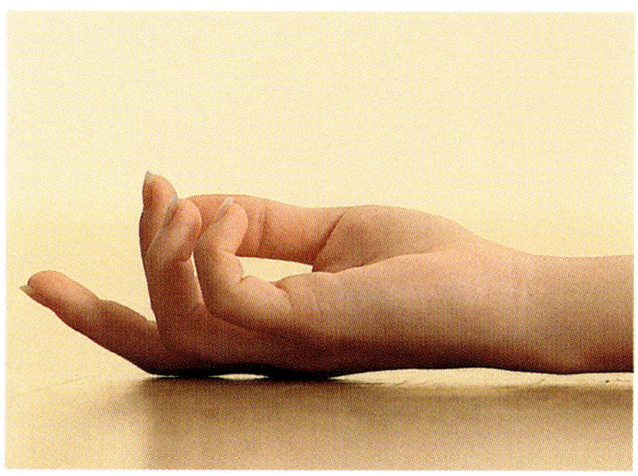

▲ **Die Hände werden normal (links) und ungewohnt (rechts) gefaltet.**

◀ Mitte: **Die Hand schließt sich.**

Unten: **Die Finger bewegen sich einzeln.**

Atmen Sie dabei entspannt und gleichmäßig.

- Machen Sie eine Pause und spüren Sie der Bewegung nach.

Vergleichen Sie Ihre beiden Hände. Bemerken Sie einen Unterschied zwischen rechter und linker Hand? Sind die Finger Ihrer rechten Hand deutlicher spürbar, ist die rechte Hand durch das Bewegen der Finger weicher geworden? Untersuchungen haben ergeben, dass die Tatsache, dass wir unsere Aufmerksamkeit auf eine Körperregion lenken, die Durchblutungssituation verbessert.

- Bewegen Sie in gleicher Weise die Finger der linken Hand.

Und wenn Sie noch weiter experimentieren möchten, bewegen Sie die Finger beider Hände auf diese Art. Achten Sie auf Ihre Atmung und gönnen Sie sich stets so viele Pausen, wie Sie und Ihre Finger benötigen!

- Spüren Sie der Geschmeidigkeit Ihrer Hände noch einmal nach und genießen sie diese.

Falls Sie in Ihrem Arbeitsalltag viel mit Ihren Händen und Fingern agieren müssen, ist es ratsam, dass Sie sich zwischendurch immer wieder einmal eine Pause gönnen. Im Kapitel »Tipps für den Alltag« finden Sie entsprechende Anregungen (siehe Seite 90).

Die Augen

Augen können mehr als sehen. Die Bewegung unserer Augen führt unsere Bewegung an.
Kleine Muskeln sorgen für die Beweglichkeit unserer Augäpfel. Ob wir vorwärts gehen wollen, unseren Mantel von der Garderobe heben, nach einem Bleistift greifen oder die Tastatur unseres Computers bedienen, die Bewegung wird von unseren Augen geleitet und durch entsprechende Nerven und dazugehörige Muskelgruppen feinmotorisch abgestimmt. Unser Körper ist auf das Zusammenspiel von Sinnesorganen, Nerven- und Muskelsystem eingestellt und auch angewiesen, um bei eventuellen Gefahren blitzschnell zu reagieren. Aus einer Zeit, als wir uns den Lebensraum mit Säbelzahntiger und Mammut teilten, sind diese wichtigen Überlebensfunktionen geblieben. Mammut und Säbelzahntiger sind tot, unsere Körperfunktionssysteme sind uns geblieben. Und sie funktionieren noch immer nach dem gleichen Prinzip.

Die Muskulatur um das Auge.

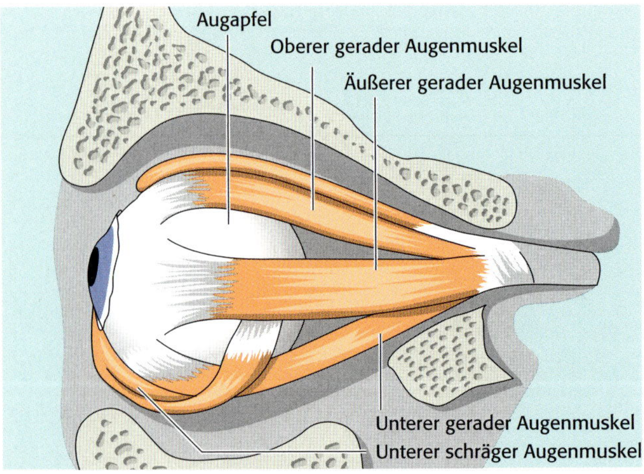

Die Fähigkeit zu sehen ist also eine unserer wichtigen Sinnes- und Körperfunktionen. Die meiste Zeit unseres Wachzustandes haben wir unsere Augen geöffnet und nehmen zahlreiche Eindrücke auf. Der Arbeitsalltag bewirkt außerdem allzu häufig, dass unsere Augen Detailarbeit leisten und dabei lange Zeit auf einen Fixpunkt gerichtet sind. Das strengt sie an. Die »Führungsmuskulatur« kann hier genauso »verspannen« wie die sonstige Körpermuskulatur. Als Kettenreaktion kann diese Verspannung sogar weitergegeben werden an Hals- und Schultermuskulatur. Die nachfolgende Lektion schafft Abhilfe und schenkt Entspannung für die Augen.

Lektion 15

- Stellen Sie sich so in den Raum, dass Sie die Möglichkeit haben, aus dem Fenster zu schauen.

Lektion 15
Links: **Mit Brille in die Ferne schauen.**

Rechts: **Ohne Brille in die Ferne schauen.**

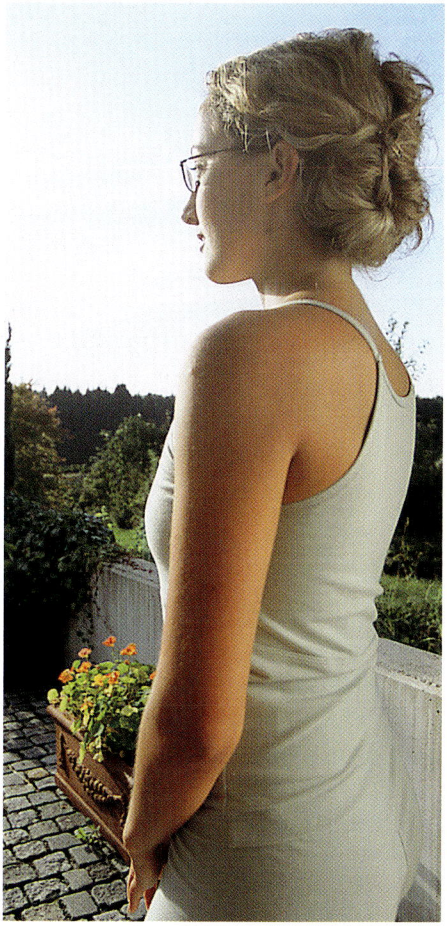

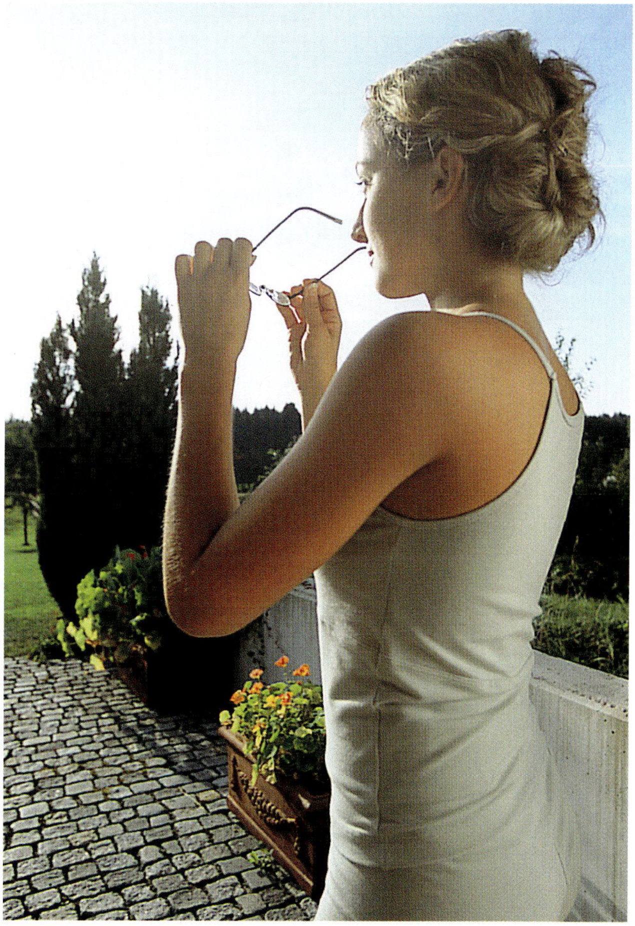

Falls Sie eine Brille tragen, nehmen Sie diese einmal ab und versuchen Sie zwischendurch, auch einmal ohne Brille bzw. Kontaktlinsen in die Ferne oder Nähe zu sehen. Schauen Sie ganz bewusst und nehmen Sie die Formen, Gegenstände, Natur oder Bauwerke und auch die Farben, die Sie sehen, wahr. Nehmen Sie wahr wie Sie schauen. Können Sie sich vorstellen, dass Ihre Augen weich und ohne Anstrengung wahrnehmen? Versuchen Sie es.

- Schließen Sie die Augen für eine kurze Zeit, spüren Sie, wie Ihre Augenlider über die Augäpfel gleiten. Und schauen Sie nochmals in die gleiche Richtung und erleben Sie, wie Sie in Ihre Umgebung schauen. Nehmen Sie mit einem »weichen Blick« Ihre Umwelt wahr. Sie müssen hier nichts leisten, sondern Sie können es sich leisten auf ganz einfache Art Ihren Blick schweifen zu lassen.
- Setzen Sie sich bequem auf einen Stuhl. Schließen Sie Ihre Augen. (Brille bzw. Kontaktlinsen entfernen.) Legen Sie beide Hände auf Ihre beiden geschlossenen Augen. Geben Sie Ihren Augen einen Moment Zeit sich im »Dunkeln« auszuruhen (Abb. S. 65 o.).
- Nehmen Sie die Hände von Ihrem Gesicht und beginnen Sie, mit geschlossenen Augen nach oben, (Richtung Stirn) zur Mitte und nach unten (Richtung Kinn) zu schauen. Wiederholen Sie dies und spüren Sie die Linie, die entsteht, während die Augen eine Bewegung auf- und abwärts machen. Führen Sie die Bewegung leicht und ohne Anstrengung aus.
- Machen Sie eine Pause und spüren Sie der Bewegung nach.
- Bevor Sie wieder beginnen spüren Sie die Linien Ihrer Unterlider. Beginnen Sie dann die geschlossenen Augen von einer Seite zur anderen zu bewegen. Stellen Sie sich vor, Sie bewegen Ihre Augen jeweils vom äußeren zum inneren Augenwinkel. Lassen Sie die Augen am unteren Lidrand entlang gleiten. Sie können die Bewegung klein halten und ohne Anstrengung ausführen.
- Machen Sie eine Pause und spüren Sie der Bewegung nach.
- Bewegen Sie ganz bewusst Ihr rechtes Auge am unteren Lidrand entlang (das andere Auge bewegt sich mit, das ist völlig normal, aber mit Ihrem Bewusstsein bewegen Sie rechts). Lenken Sie die Aufmerksamkeit dann ganz bewusst auf das linke Auge und lassen Sie diese Pendelbewegung von hier aus entstehen.
- Nach einer Pause stellen Sie sich nun Ihren oberen Lidrand vor und lassen Ihre Augen am oberen Lidrand entlang von einer Seite zur anderen gleiten. Wiederholen Sie auch diese Bewegung ohne Anstrengung klein und einfach.
- Machen Sie eine Pause und legen Sie dabei Ihre Hände noch einmal über Ihre Augen.

Das Abdecken Ihrer Augen mit Ihren Händen verstärkt den entspannenden Effekt. Diese Kurzentspannung können Sie auch zwischendurch nutzen. So beugen Sie auf einfache Art und Weise Spannungsbeschwerden der Augen vor.

- Lassen Sie danach wieder ganz bewusst das rechte bzw. das linke Auge die Bewegung am oberen Lidrand entlang führen.
- Machen Sie eine Pause und spüren Sie der Bewegung nach.
- Stellen Sie sich das Zifferblatt einer Uhr vor. Dieses Zifferblatt ist über Ihnen an der Zimmerdecke befestigt. Lassen Sie nun Ihre Augen im Uhrzeigersinn Zahl für Zahl abgleiten. Sie beginnen mit der Zwölf, gehen zur Eins usw. bis zur Zwölf und langsam wieder zurück, zur Elf, zur Zehn usw. Was ist mit Ihrem Atem? Wiederholen Sie dies mehrmals.
- Machen Sie eine Pause und spüren Sie der Bewegung nach.
- Öffnen Sie Ihre Augen und kommen Sie zum Stehen. Stellen Sie sich wieder vor das Fenster mit Blick nach draußen

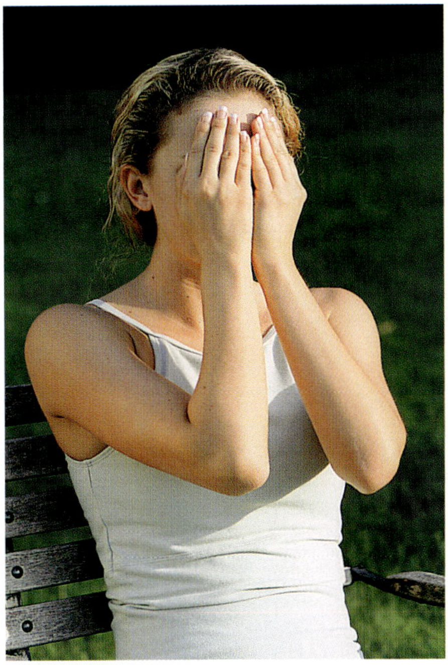

Die Hände schützen die Augen.

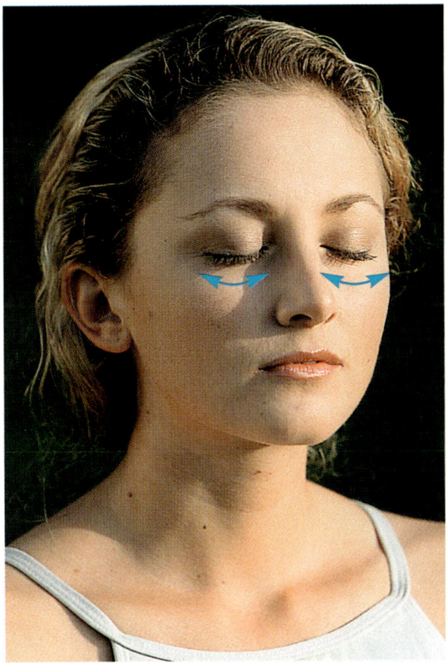

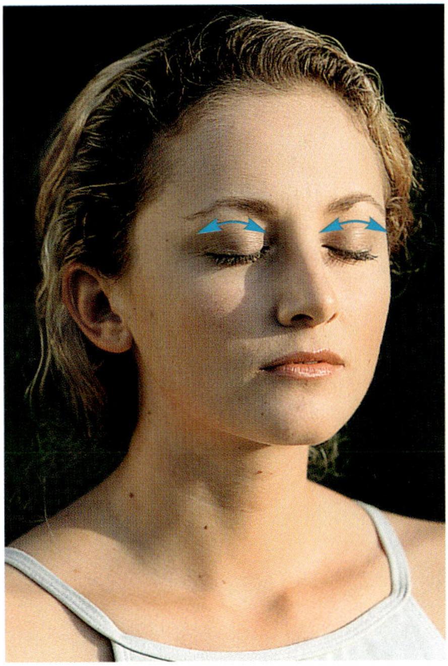

Langsam bewegen sich die Augen am Lidrand entlang, einmal am unteren und einmal am oberen.

und schauen Sie noch einmal bewusst nach Formen und Farben. Können Sie einen Gegenstand fokussieren und Ihr Auge dabei weich lassen? Probieren Sie es aus.
Wenn Sie eine Brille bzw. Kontaktlinsen benötigen, testen Sie Ihren Blick mit und ohne Hilfsmittel.

Die Entdeckung des Beckenbodens

Oft ist unser Beckenboden ein weißer Fleck in unserem Bewusstsein. Es handelt sich ja auch um einen sehr intimen Bereich. Dennoch sind viele wichtige Körperfunktionen von dieser »Partie im Schritt« abhängig. Drei unterschiedlich übereinander angeordnete Muskelschichten sorgen für die Stützung der unteren Bauch- und Beckenorgane. Ausgewogene Elastizität der Beckenbodenmuskulatur, die in ihrer äußeren Schicht wie eine liegende Acht die Körperöffnungen – After, Harnröhre und bei Frauen die Scheide – umgibt, sorgt für die physiologische Funktion (vorbeugend gegen Harninkontinenz oder Gebärmuttersenkung), nicht nur auf dem »stillen Örtchen«.
Aber auch die Aufrichtung unseres Beckens und damit die Aufrichtung unserer Wirbelsäule und unsere Atmung werden von hier unten, von unserer Basis aus beeinflusst und positiv unterstützt. Genügend gute Gründe, den weißen Fleck mit Farbe in unser Bewusstsein aufzunehmen.

Die Muskelschichten des Beckenbodens.

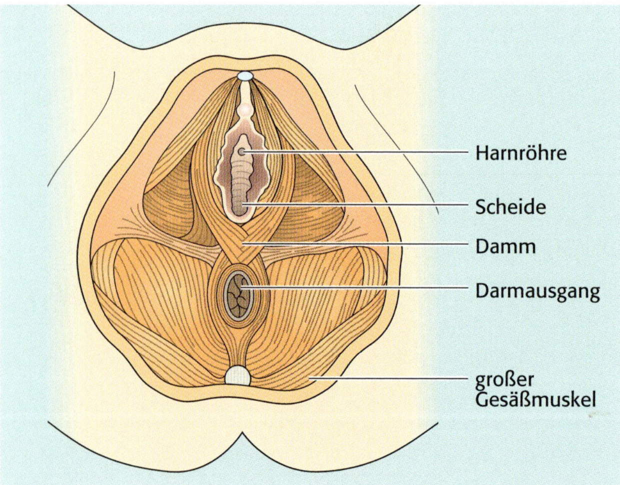

Lektion 16

Die Bewegungen dieser Beckenbodenlektion geschehen in Ihrer Vorstellung bzw. in Form von isometrischen Spannungsübungen.

- Stellen Sie sich mit beiden Füßen auf den Boden. Wenn Sie mögen, Schließen Sie Ihre Augen. Spüren Sie Ihren Beckenboden, die Partie im Schritt, eine feste Muskelschicht, etwa Handteller groß. Husten Sie einmal kurz, die Muskelschicht unter Ihnen, die sich nun bewegt, ist Ihr Beckenboden. Stellen Sie sich die Öffnungen des Beckenbodens vor, von hinten angefangen: After, Scheide, Harnröhre. Stellen Sie sich vor, Sie ziehen diese drei Öffnungen wie an einem Band etwas nach oben und lassen wieder los. Atmen sie gleichmäßig weiter und wiederholen Sie dieses »Auf und Ab« mehrmals.
- Machen Sie eine Pause, spüren Sie der Bewegung nach und gehen Sie einige Schritte durch den Raum.

■ Setzen Sie sich auf einen Hocker. Spüren Sie Ihre Sitzbeine, die knöchernen Anteile, mit denen Sie die Sitzfläche berühren. Ziehen Sie diese beiden Sitzbeine – erst einmal in Ihrer Vorstellung – zueinander und lassen sie wieder los. Wiederholen Sie das mehrmals (Abb. S. 68).

■ Machen Sie eine Pause und spüren Sie der Bewegung nach.

■ Setzen Sie sich wieder auf den Hocker. Lenken Sie Ihre Aufmerksamkeit nochmals auf Ihren Beckenboden. Ziehen Sie noch einmal die drei Öffnungen Ihres Beckenbodens nach oben.

■ Differenzieren Sie jetzt. Wählen Sie die hintere Öffnung, den After aus und ziehen nur diese eine Öffnung aufwärts (vorbeugend gegen Hämorrhoiden) . Machen Sie mehrere Wiederholungen und lassen Sie sich Zeit dabei. Achten Sie auf Ihre Atmung.

■ Machen Sie eine Pause und gehen Sie einige Schritte durch den Raum.

■ Nehmen Sie Ihre Position wieder ein. Ihre Aufmerksamkeit auf den Beckenboden gelenkt, ziehen Sie nun die Scheidenöffnung aufwärts und lassen sie wieder abwärts sinken. Gehen Sie mit Ihrer gesamten Aufmerksamkeit mit. Machen Sie mehrere Wiederholungen

■ Machen Sie eine Pause und spüren Sie der Bewegung nach.

■ Kehren Sie in die Ausgangsposition zurück. Spüren Sie Ihren Beckenboden. Ziehen Sie die vordere Öffnung nach oben und lassen wieder los. Machen Sie

Die Beckenboden-Lektion können Sie selbstverständlich auch in anderen Ausgangspositionen ausführen – z. B. im Stehen oder im Liegen. Erfahrungsgemäß ist es zu Anfang einfacher in sitzender Position. Die Sitzfläche von Hocker oder Stuhl gibt eine klarere Rückmeldung über die Muskelkontraktion. Sind Sie dann mit der Lektion vertraut, probieren Sie einfach einmal unterschiedliche Ausgangspositionen aus und entdecken damit die gleiche Lektion völlig neu.

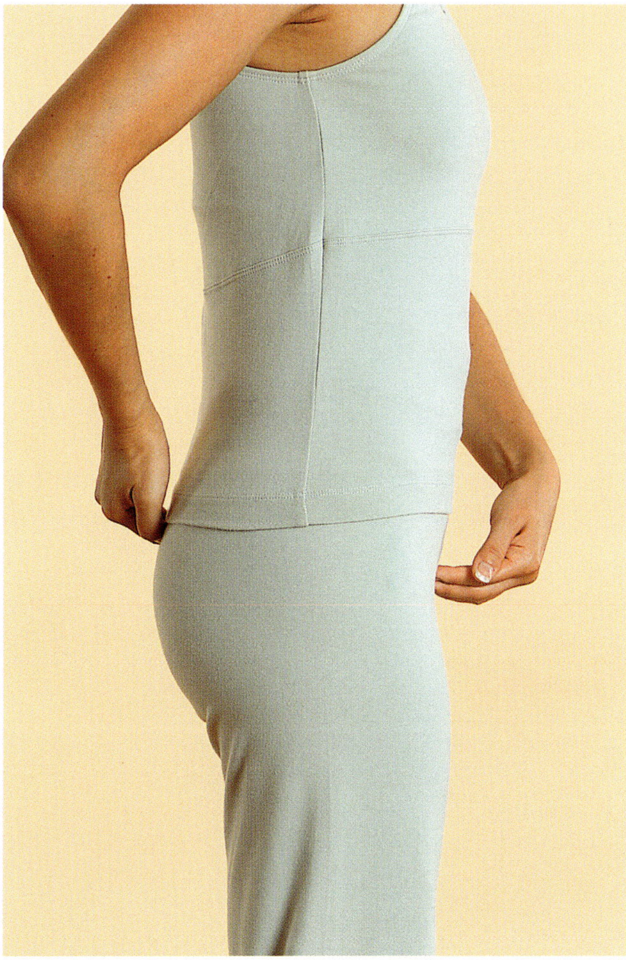

▲ **Lektion 16**
Das Anspannen des Beckenbodens ist am unteren Rücken und am unteren Ende des Bauchmuskels zu spüren.

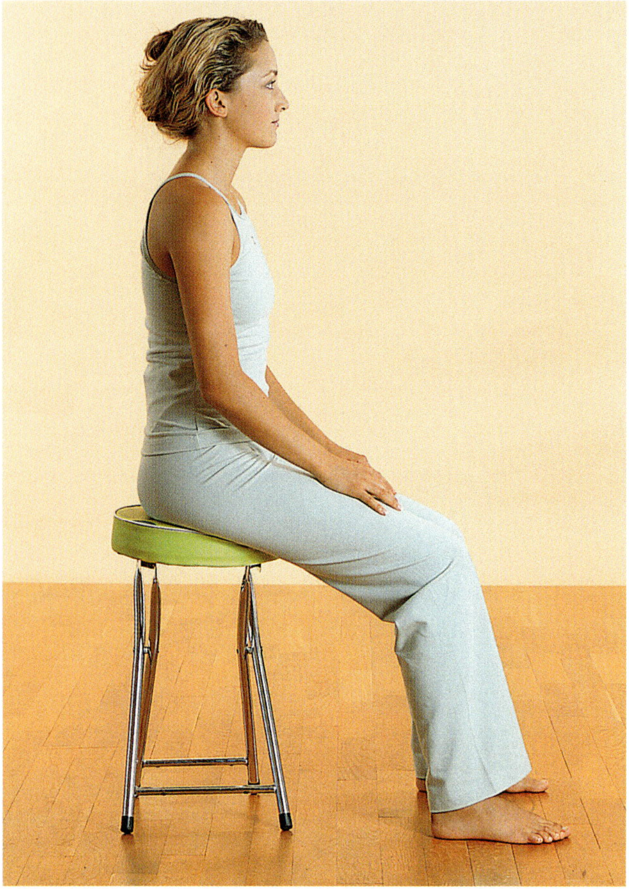

▲ **Beckenboden-Lektion im Sitzen auf dem Hocker.**

einige Wiederholungen und wechseln Sie dann. Mal ziehen Sie die hintere Öffnung, mal die vordere, mal die mittlere nach oben oder in umgekehrter Reihenfolge. Probieren Sie verschiedene Varianten aus.

- Zum Abschluss gehen Sie noch einmal durch den Raum und ziehen Ihren Beckenboden im Gehen.

► **Die Gesichtsmuskulatur und das Kiefergelenk.**

Freie Kiefergelenke

Unsere Kiefergelenke stellen die gelenkigen Verbindungen zwischen Ober- und Unterkiefer her. Muskeln wie z. B. der Masseter, der große Kaumuskel, die unsere Kiefergelenke umgeben, sorgen bei der Nahrungsaufnahme für den entsprechend kraftvollen Biss. Erhöhte Anspannung im Bereich der Kaumuskulatur, und zwar außerhalb des nützlichen Kauvorgangs, kann unterschiedliche Symptome hervorbringen. Kopfschmerzen, nächtliches Zähneknirschen oder knackende Kiefergelenke können die Ursache in einer stark angespannten Kiefer- und Gesichtsmuskulatur haben. Durch eine verspannte Kiefer- und Gesichtsmuskulatur kann eine Kettenreaktion von Anspannung entstehen, die sich auf Hals- und Schultermuskulatur überträgt und eventuell schmerzhafte Störungen zur Folge hat. Die folgenden Kieferlektionen eignen sich zur Vorbeugung sowie zur Reduzierung dieser erhöhten Muskelspannung. Außerdem entspannt sich die Gesichtsmuskulatur und beugt damit der Faltenbildung vor.

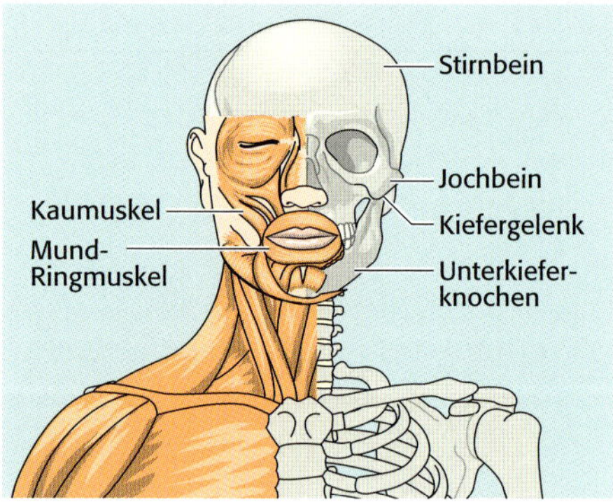

Lektion 17: Teil I

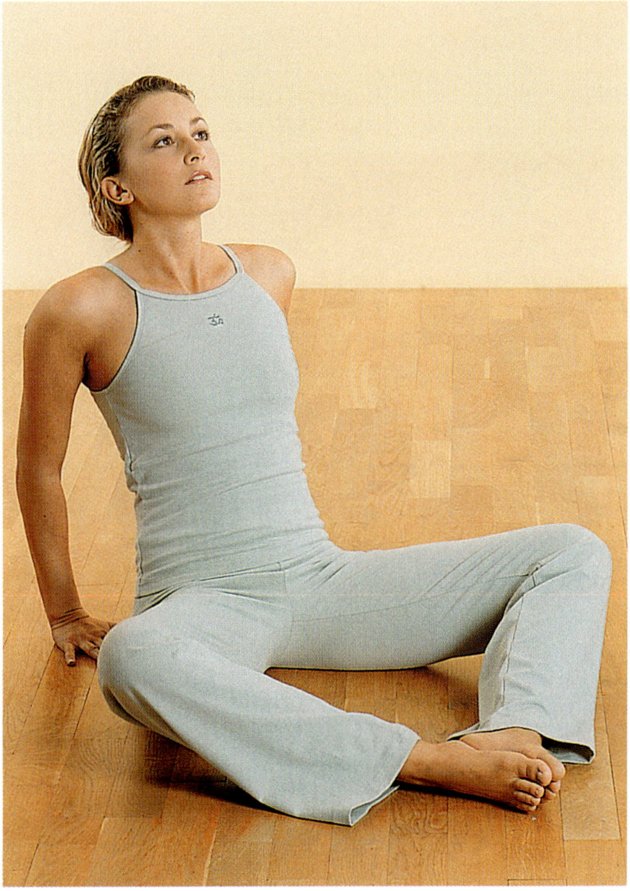

▲ **Lektion 17 Der Mund öffnet sich, während sich der Kopf leicht nach hinten neigt.**

- Setzen Sie sich auf den Boden. Bringen Sie die Fußsohlen aneinander. Mit den Händen stützen Sie sich hinten ab. Nehmen Sie wahr, wie Sie auf dem Boden sitzen. Verfolgen Sie mit Ihrem »inneren Blick« die Aufrichtung Ihrer Wirbelsäule. Viele einzelne Wirbelkörper übereinander ergeben die bewegliche Mittelachse Ihres Rückens. Das Ende dieser Achse ist ungefähr auf Höhe Ihres Hinterhauptes.
Von hier aus lenken Sie die Aufmerksamkeit auf Ihr Gesicht. Spüren Sie die gesamte Fläche Ihres Gesichtes und Ihren Mund? Wie halten Sie die Lippen geschlossen? Wie spüren Sie Ihre Zähne? Gibt es Platz zwischen der unteren und der oberen Zahnreihe?
- Beißen Sie mit Ihren Zähnen einige Male aufeinander und lösen Sie anschließend den Unterkiefer wieder vom Oberkiefer. Ist das eine einfache und geschmeidige Bewegung?
- Machen Sie eine Pause im Liegen und spüren Sie der Bewegung nach.
- Bleiben Sie im Sitzen auf dem Boden. Legen Sie Ihre Hände vor Ihre beiden Ohren, sodass die Mittelfinger auf Höhe Ihrer Kiefergelenke liegen (Abb. S. 70 li.). Ziehen Sie Ihr Kinn ein wenig nach unten. Spüren Sie die Bewegung, die in Ihrem Kiefergelenk entsteht, wenn Sie Ihr Kinn abwärts bewegen und wieder zurück? Probieren Sie dies mehrmals aus.
- Bleiben Sie im Sitzen auf dem Boden. Bringen Sie Ihre Fußsohlen erneut zusammen. Stützen Sie sich nach hinten mit den Händen ab. Neigen Sie Ihren Kopf ganz langsam zurück und beobachten Sie, was mit Ihrem Unterkiefer geschieht, wenn Sie Ihren Kopf nach hinten neigen. Löst sich bei der Bewegung der Unterkiefer vom Oberkiefer? Versuchen Sie es mehrmals. Lassen Sie die Bewegung klein, einfach und weich sein.
- Machen Sie eine Pause und spüren Sie der Bewegung nach.
- Setzen Sie sich bequem und aufrecht auf einen Stuhl. Ihre Fußsohlen berühren den Boden. Mit Ihrer Zunge befühlen Sie Ihre Zähne. Lassen Sie die Zunge

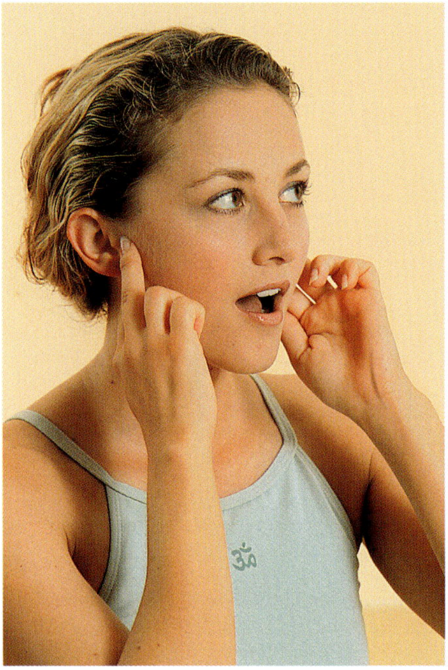

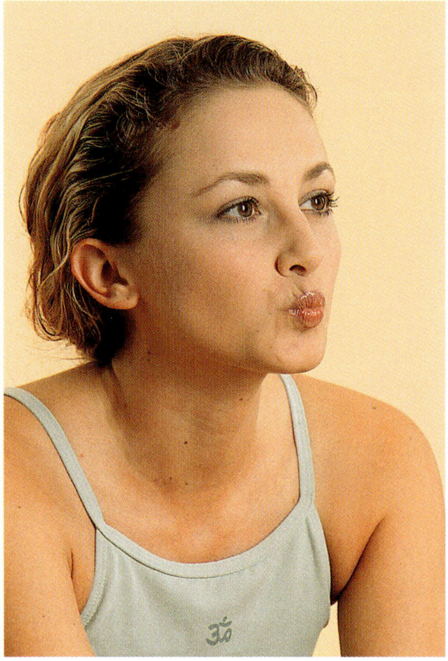

Links: **Die Mittelfinger spüren das Kiefergelenk.**

Rechts: **Die Lippen spitzen.**

Die Mundwinkel ziehen zur Seite.

dann Raum in Ihrem Mund finden. Öffnen Sie ganz langsam Ihren Mund und schließen Sie Ihn genauso langsam wieder. Die Feinheit, mit der Sie diese Bewegung ausführen, entscheidet über die Qualität und den Erfolg, den diese Bewegung für Muskulatur und Nervensystem hat.

- Machen Sie eine Pause und spüren Sie der Bewegung nach.
- Ihre Aufmerksamkeit für die Bewegung ist mindestens so wichtig wie die Bewegung selbst.
- Setzen Sie sich wieder bequem und aufrecht hin. Spitzen Sie nun die Lippen, als ob Sie pfeifen wollten, und lassen Sie wieder locker. Wiederholen Sie das mehrmals hintereinander und beobachten Sie dabei die Muskulatur Ihres Gesichts und Ihre Kiefergelenke.

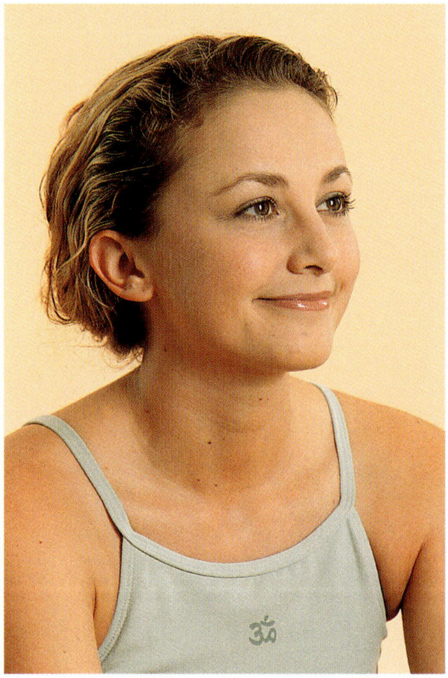

■ Machen Sie eine Pause und spüren Sie der Bewegung nach.
■ Setzen Sie sich wieder aufrecht hin. Ziehen Sie jetzt Ihre Lippen wie zu einem breiten Grinsen auseinander (Abb. S. 70 u.). Wiederholen Sie das mehrmals und probieren Sie in unterschiedlichen Varianten zu grinsen. Was passiert dabei mit Ihrem Unterkiefer? Zieht er sich ein wenig nach hinten?
■ Hier können Sie die Kieferlektion erst einmal beenden und Ihren gelösten Unterkiefer genießen. Oder Sie fahren fort mit der folgenden Lektion.

Lektion 17: Teil II

■ Setzen Sie sich auf den Boden. Die Fußsohlen bringen Sie zueinander. Die Knie sind gebeugt und zeigen nach außen. Mit den Händen stützen Sie sich ab. Sie lösen den Unterkiefer sanft vom Oberkiefer und schieben ihn in kleinen einfachen Bewegungen vor und zurück. Wiederholen Sie dies mehrmals.
■ Machen Sie eine Pause und spüren Sie der Einfachheit der Bewegung nach.
■ Legen Sie sich auf den Rücken und lassen Sie Ihren Unterkiefer ganz leicht von einer Seite zur anderen gleiten. Wählen Sie Ihre »Lieblingsseite«. Machen Sie einige Wiederholungen und achten Sie auf sich und Ihr Kiefergelenk. Führen Sie die Bewegung wirklich nur klein und einfach aus.
■ Machen Sie eine Pause und kommen Sie wieder zum Sitzen.
■ Beschreiben Sie dabei einen Kreis mit Ihrer Kinnspitze. Denken Sie daran, Ihren Mund weich zu lassen. So entsteht ohne Anstrengung ein kleiner Kreis.

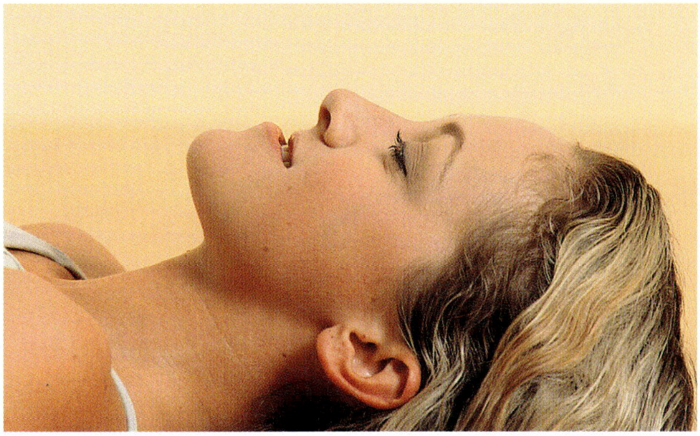

▲ Der Unterkiefer schiebt sich vor.

■ Nach einer kleinen Pause kreisen Sie noch einmal anders herum.
■ Stehen Sie vom Boden auf, gehen Sie ein paar Schritte durch den Raum. Spüren Sie der Lektion, Ihren Kiefergelenken und Ihrer Gesichtsmuskulatur noch einmal nach.

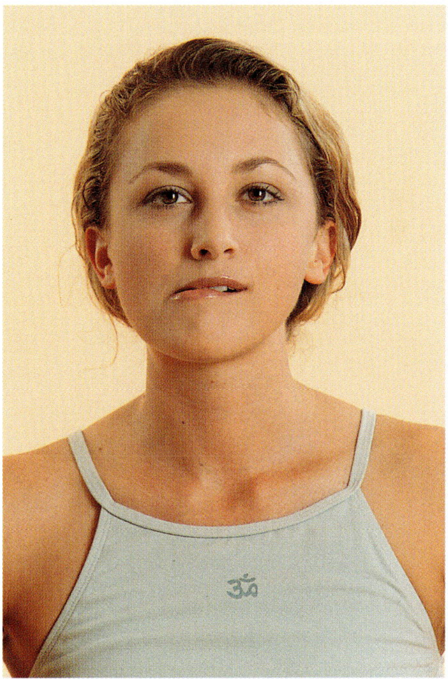

◀ Der Unterkiefer schiebt zur Seite.

Kurzlektionen für zwischendurch

Kleine Atemlektion

Das Atmen ist nicht nur wichtig für die Sauerstoffversorgung unseres Körpers, sondern hat auch eine Art Massagewirkung für unsere Organe. Durch das Einatmen vergrößert sich unser Brustraum. Wir füllen unsere Lunge mit Sauerstoff, der über das Blut an den gesamten Körper abgegeben wird und an unterschiedlichen Stoffwechselvorgängen beteiligt ist. Durch die Ausdehnung der Lunge senkt sich unser Zwerchfell und es kommt zu einer Massage, die unter anderem auf unsere Verdauungsorgane wirkt.

Eine ausgewogene Atmung unterstützt viele Körperfunktionen und hilft bei der Entspannung.

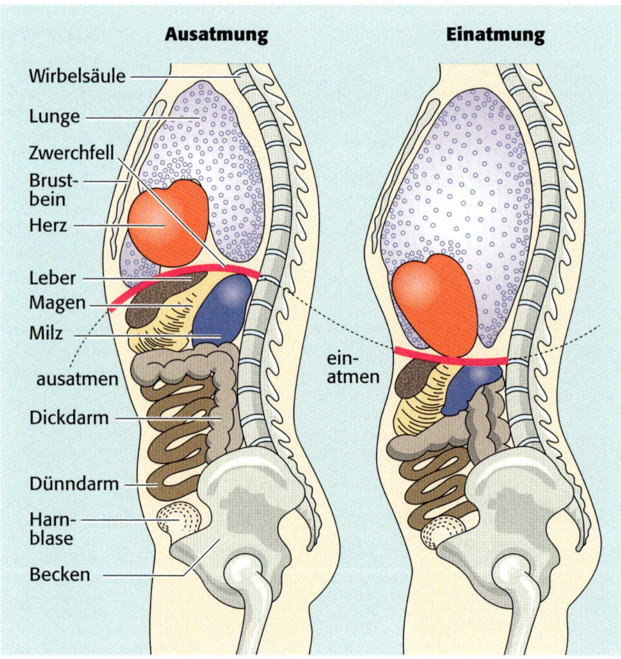

Es gibt in unserer oft hektischen Zeit Situationen, in denen wir so angespannt sind, dass wir nur noch recht oberflächlich atmen. Die meisten von uns kennen das. Und genauso kennen wir die wohltuende tiefe Atmung, das befreiende Auspusten, was diese Anspannung lösen kann. Atmung ist also auch ein Teil der Entspannung.
Atemtechniken helfen beim Geburtsvorgang. Hier bestätigt sich der Satz: Atmung ist Leben.
Sie können sich für diese kleine Atemlektion auf einen Stuhl setzen oder in Rückenlage auf eine Gymnastikmatte, eine Decke oder auf Ihr Bett legen (je nach dem wie viel Zeit Sie zur Verfügung haben). Wichtig ist auch hier wieder, dass es bequem für Sie ist.

- Legen Sie nun die Hände auf den Bauch, ungefähr um den Bauchnabel herum, und spüren Sie Ihre Atembewegung. Wenn Sie einatmen wölbt sich Ihr Bauch etwas vor, wenn Sie ausatmen wird er flacher. Atmen Sie in Ihrem Atemrhythmus ein und aus und nehmen Sie wahr, wie Sie atmen. Stellen Sie sich die Atemluft wie eine Welle vor, die durch Ihre Nase einströmt, und, wenn Sie mögen, durch den Mund wieder herausfließt.
- Visualisieren Sie Ihre Wirbelsäule, stellen Sie sich die Seite vor, die zum Bauchraum zeigt.
- In Gedanken leiten Sie Ihre Atemluft die Wirbelsäule hinunter und lassen sie auf dem Rückweg wieder hinaufgleiten. Beobachten Sie, wie weit Sie Ihren Atem die Wirbelsäule hinuntergleiten lassen. Vielleicht bis zum Steißbein und zurück?

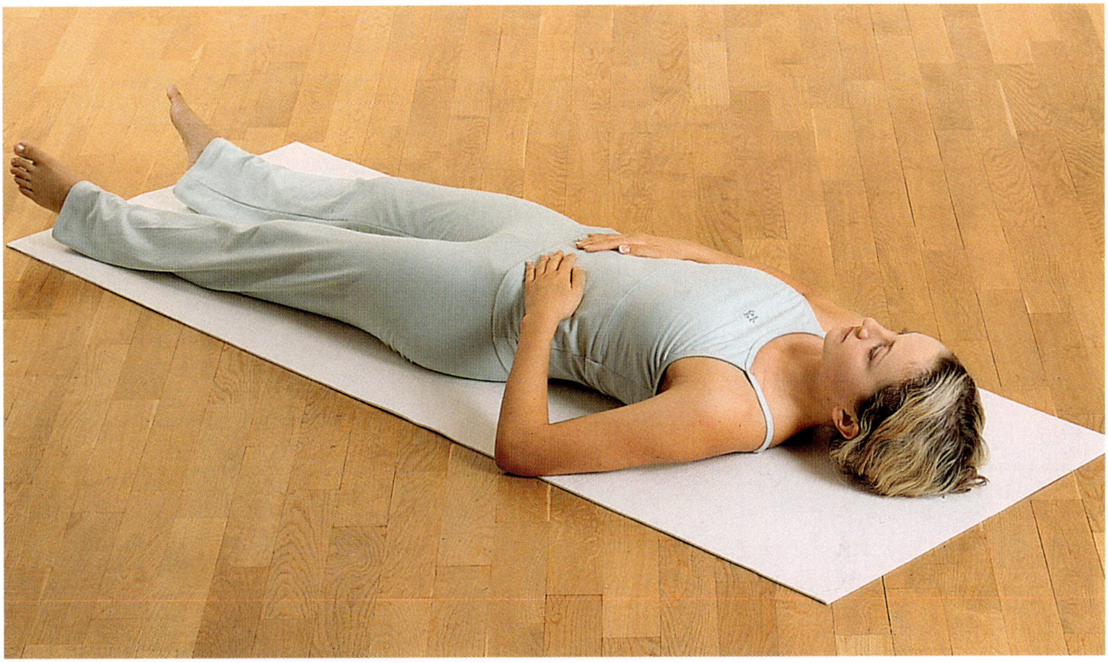

Die Hände liegen auf dem Bauch und spüren die Bauchbewegung, die durch die Atmung entsteht.

Kleine Augenlektion

- Legen Sie Ihre Hände auf die Augen und gönnen Sie Ihnen damit eine Pause von Licht und anderen Außenreizen. Nehmen Sie sich einige Minuten Zeit, achten Sie dabei auf Ihre Atmung und entspannen Sie damit allgemein. Stellen Sie sich vor, Sie streichen mit zwei Wattepads ganz sanft über Ihre Augenlider, und mit jeder weichen Berührung erlauben Sie Ihren Augen weicher und entspannter zu werden.

Kleine Kieferlektion

- Spüren Sie Ihre Zähne, die obere Zahnreihe und die untere Zahnreihe. Wie viel Platz haben Sie dazwischen? Beißen Sie einmal die Zähne aufeinander, halten diesen Biss und lösen ihn wieder. Wiederholen Sie das mehrmals.
- Machen Sie eine kleine Pause und spüren dem nach.
- Nun anders herum: Lassen Sie den Unterkiefer langsam nach unten sinken, bis Ihr Mund sich ein wenig öffnet, und bringen Sie den Kiefer in eine Neutralposition zurück, sodass die Lippen sich ganz weich berühren. Wiederholen Sie dies mehrmals und spüren Sie den Raum in Ihrem Mund, den Platz, den Ihre Zunge hat. Genießen Sie die Freiheit des Kiefers und die entspannte Gesichtsmuskulatur.
- Machen Sie eine kleine Pause und spüren dem nach. Pressen Sie jetzt Ihre Lippen ein- oder zweimal aufeinander. Machen Sie wieder eine kleine Pause und spüren dem nach.

Kleine Lektion für die Halswirbelsäule

- Setzen Sie sich aufrecht auf einen Hocker, oder Stuhl, evtl. auch im Schneidersitz auf den Boden.
- Lassen Sie Ihren Kopf ganz einfach nach vorn sinken, Ihr Kinn nähert sich Ihrem Brustbein, und schauen Sie danach wieder geradeaus. Machen Sie einige Wiederholungen. Folgen Sie mit Ihrem inneren Auge der Beugebewegung Ihrer Halswirbelsäule.
- Machen Sie eine Pause und spüren Sie der Bewegung nach.
- Setzen Sie sich wieder aufrecht hin, lassen Sie Ihren Kopf sinken, und lassen Sie Ihr Kinn in kleinen Pendelbewegungen nach rechts und links pendeln. Wiederholen Sie dieses Pendeln mehrmals und folgen Sie der Bewegung mit Ihrer Aufmerksamkeit.

Der Kopf »pendelt« weich zur rechten und zur linken Seite.

Kleine Schulterlektion

Diese Lektion können Sie jederzeit zwischendurch im Sitzen auf einem Stuhl ausführen (oder in der Rückenlage auf dem Boden oder frühmorgens im Bett.)

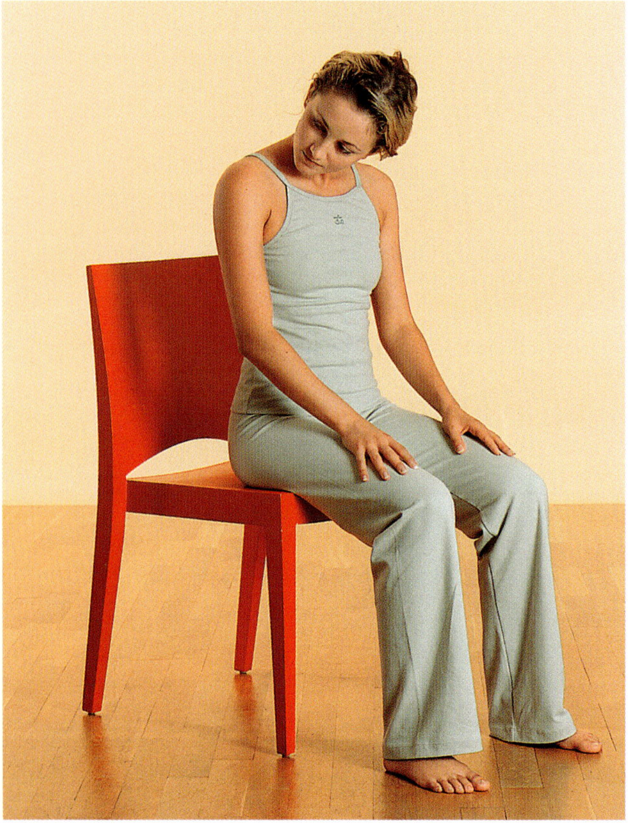

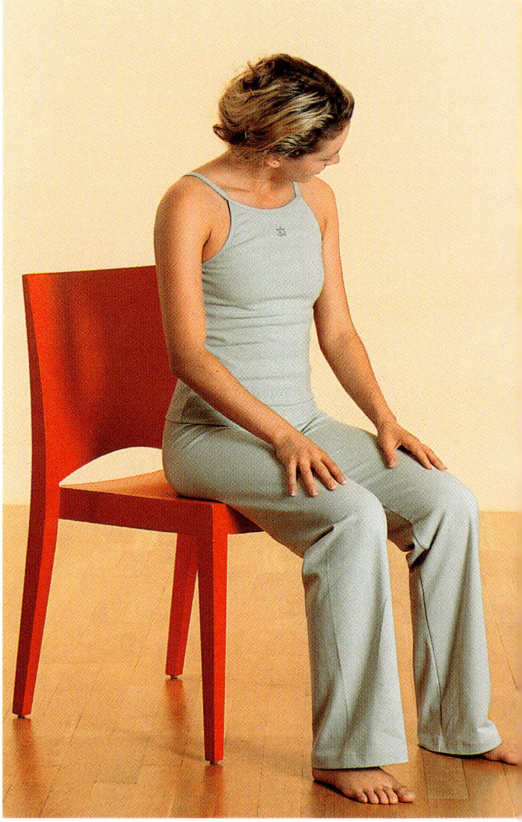

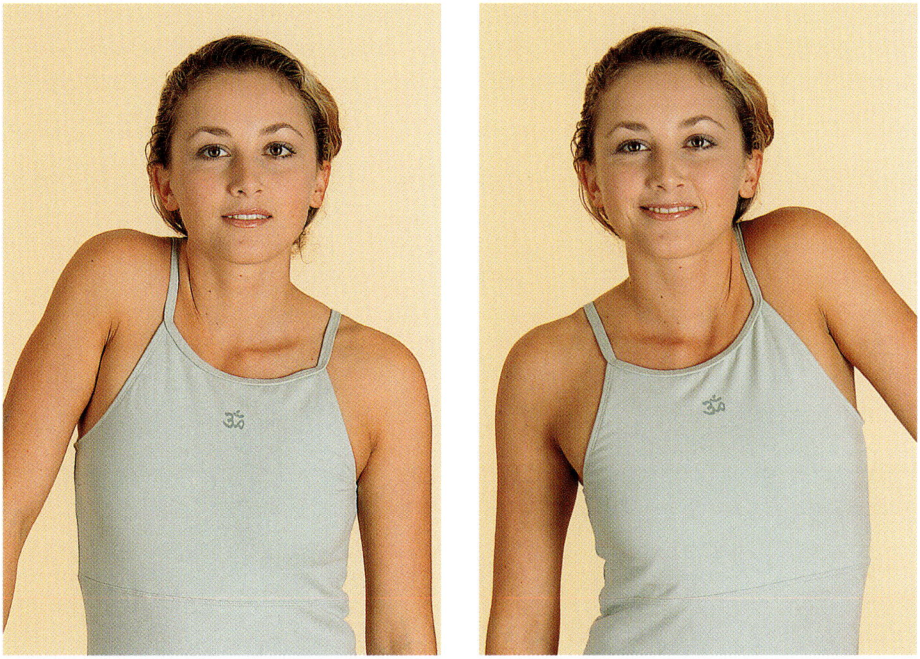

Schulterkreisen – einmal mit der linken und einmal mit der rechten Schulter.

- Legen Sie Ihre Arme neben den Körper. Ziehen Sie Ihre rechte Schulter etwas nach oben, in Richtung Ohr, und lassen Sie sie wieder sinken.
- Machen Sie nach einigen Wiederholungen eine Pause und spüren Sie der Bewegung nach.
- Legen Sie die Arme wieder neben den Körper und ziehen Sie nun die rechte Schulter etwas vor und zurück. Wiederholen Sie dies wieder einige Male.
- Machen Sie eine Pause und spüren Sie der Bewegung nach.
- Verbinden Sie diese Bewegungen miteinander und lassen Sie Ihre Schultern langsam kreisen. Denken Sie daran, bewusst kleine Kreise zu machen. Stellen Sie sich dabei Ihr Schultergelenk vor und spüren Sie der Drehbewegung nach. Wenn Sie mögen wiederholen Sie nun diese Bewegungen mit der linken Schulter.
- Machen Sie eine Pause und spüren Sie der Bewegung nach.
- Danach kreisen Sie beide Schultern. Zuerst nach vorne, dann nach hinten.

Kleine Handlektion

- Setzen Sie sich auf einen Stuhl oder Hocker. Geben Sie Ihre beiden Handinnenflächen zueinander, sodass Handinnenflächen und alle Finger sich berühren. Ihre Hände haben Sie vor der Brust, die Ellenbogen zeigen zur Seite (Abb. S. 76). Spüren Sie Ihre Hände und Ihre Finger bis in die Fingerspitzen.
- Schließen Sie Ihre Augen. Sind in Ihrem Bewusstsein alle Ihre Finger gleichermaßen präsent? Mit Ihrem inne-

ren Auge fühlen Sie einmal nach, beginnen Sie mit dem kleinen Finger.

- Machen Sie eine Pause und schütteln Sie Ihre Hände aus.
- Nehmen Sie nun die Hände wieder vor die Brust, die Handflächen aufeinander gelegt. Reiben Sie die Handflächen einige Male aneinander. Dann drücken Sie die Fingerspitzen gegeneinander und lösen sie wieder. Wiederholen Sie dies einige Male.
- Machen Sie eine Pause und spüren Sie der Bewegung nach.
- Drücken Sie jetzt die Handinnenflächen aneinander und lösen Sie sie wieder. Auch dies wiederholen Sie mehrmals.
- Machen Sie eine Pause und spüren Sie der Bewegung nach.
- Nun drücken Sie nacheinander die Fingerspitzen gegeneinander, beginnen Sie mit dem kleinen Finger, danach folgt der Ringfinger und so weiter.
- Zum Schluss reiben Sie Ihre Handflächen noch einmal, legen die Hände auf den Oberschenkeln ab und spüren der kleinen Handlektion nach.

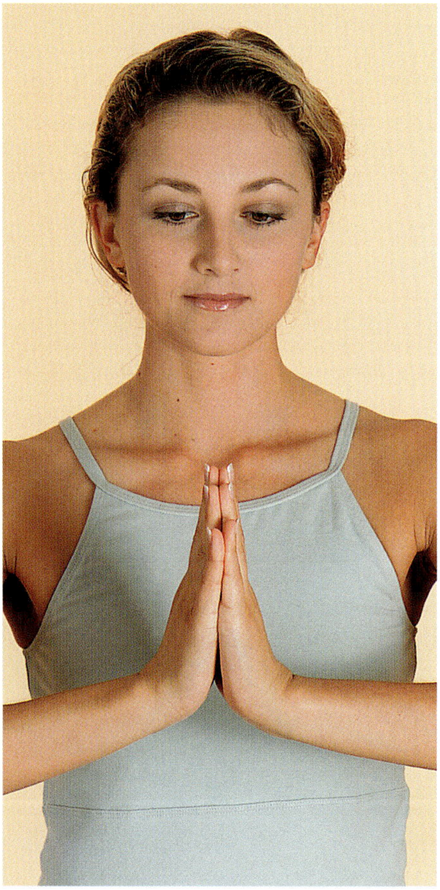

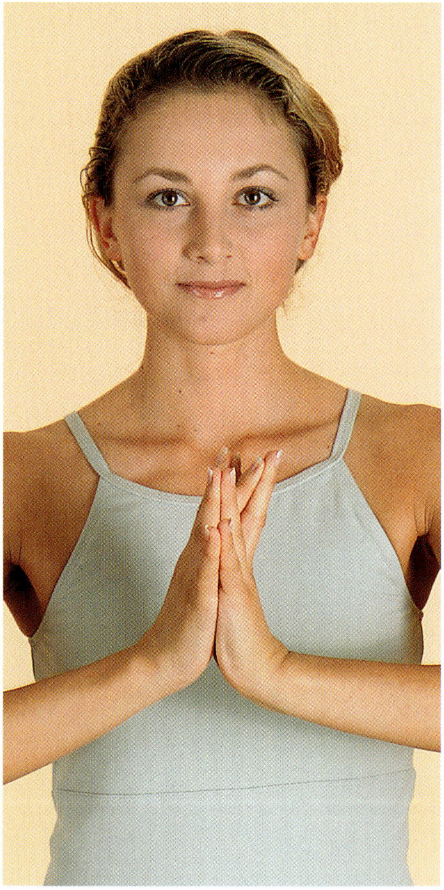

Links: **Die Handflächen berühren sich.**

Rechts: **Die Finger drücken einzeln gegeneinander.**

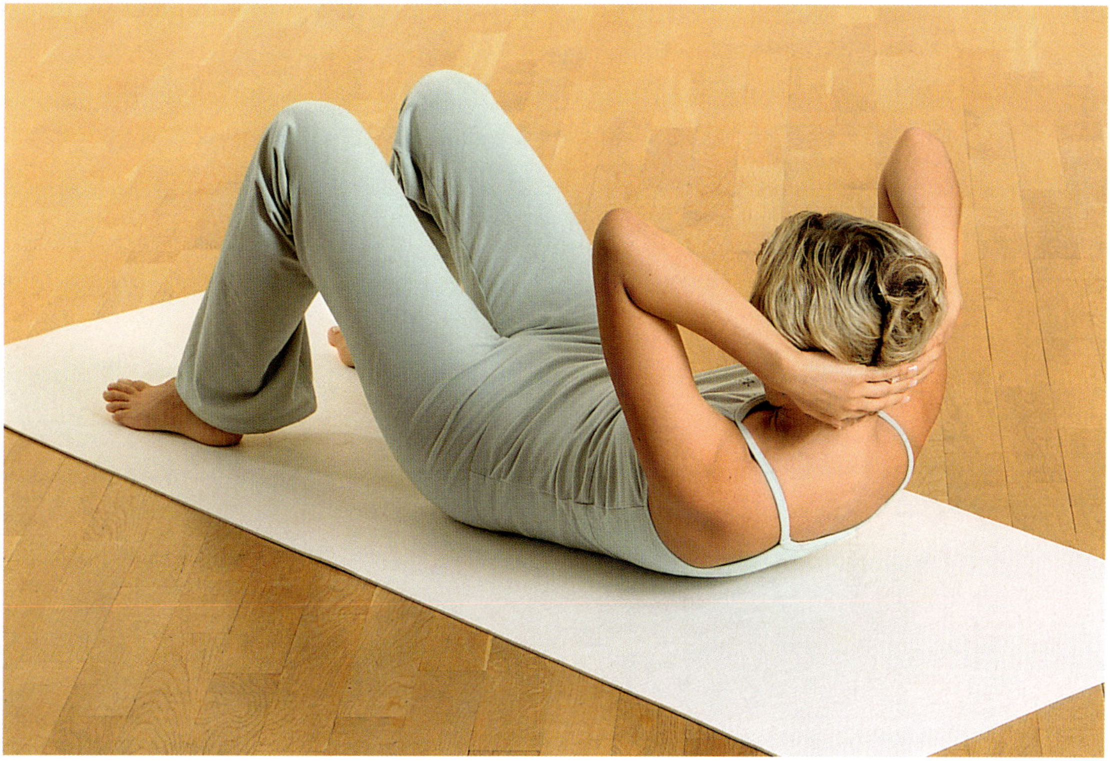

Der Rücken wird langsam rund.

Kleine Rückenlektion 1

- Legen Sie sich in Rückenlage auf den Boden. Strecken Sie sich einmal ganz lang aus und atmen Sie mehrmals tief und bewusst ein und aus.
- Stellen Sie die Füße auf. Legen Sie die Hände unter Ihren Hinterkopf. Die Ellenbogen dürfen sich dem Kopf nähern.
- Heben Sie Ihren Kopf nun ganz langsam an, die Arme helfen Ihnen dabei. Spüren Sie wie Ihre Halswirbelsäule sich langsam beugt und rund wird, während Ihr Kopf sich hebt? Führen Sie dieses mehrmals aus. Heben und senken Sie Ihren Kopf. Denken Sie daran, die Bewegung darf einfach und ohne Anstrengung ausgeführt werden. Finden Sie heraus, wie Sie die Beugung für Ihre Halswirbelsäule so einfach wie möglich machen können. Wie können ihre Hände helfen und wie weit kommen Sie ohne Anstrengung mit Ihrem Kopf nach oben? Machen Sie einige Wiederholungen.
- Legen Sie sich noch einmal lang ausgestreckt auf den Boden und spüren Sie Ihre Wirbelsäule.

Kleine Rückenlektion 2

- Legen Sie sich auf den Rücken. Fühlen Sie die Auflagefläche Ihres Rückens und die Festigkeit Ihrer Unterlage, auf der Sie liegen. Stellen Sie jetzt Ihre Füße auf.

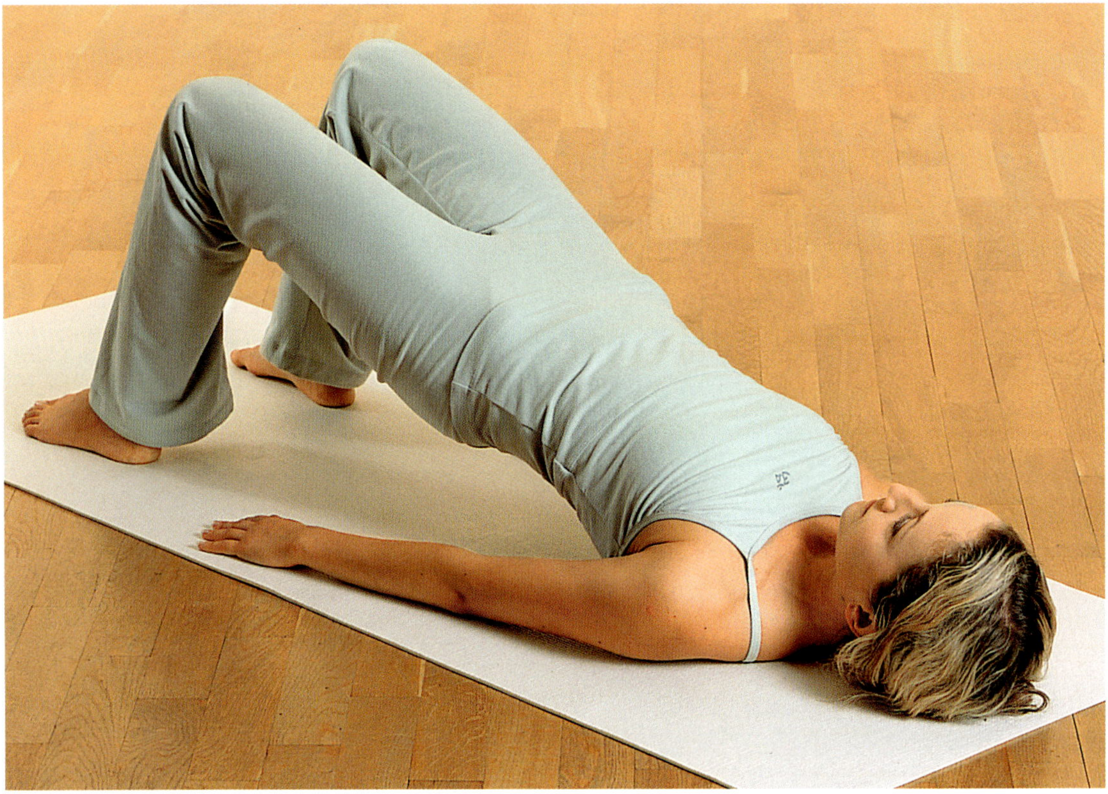

Das Becken hebt sich langsam vom Boden.

Spüren Sie Ihre Fußsohlen. Stellen Sie sich in dieser Position fest auf Ihre Fußsohlen. Drücken Sie Ihre Fußsohlen gegen den Boden und lassen diesen Druck wieder nach. Wiederholen Sie dies mehrmals.

- Machen Sie eine Pause und strecken Sie sich wieder aus.
- Stellen Sie Ihre Füße erneut auf den Boden. Drücken Sie die Fußsohlen nochmals gegen den Boden und lassen Sie Ihr Becken dabei langsam vom Boden abheben und wieder sinken. Spielen Sie ein wenig mit der Bewegung, indem Sie das Becken einmal ein wenig höher heben, einmal die Bewegung kleiner ausführen. Sobald Sie eine Pause benötigen, strecken Sie die Beine aus und ruhen sich einen Moment aus, um die Bewegung nach der Pause erneut aufzunehmen. Spüren Sie, wie Ihre Wirbelsäule jeden Wirbel einzeln beteiligt? Wie eine Perlenschnur, die vom Boden abgehoben und wieder zurückgelegt wird, hebt sich durch das Anheben des Beckens jeder Wirbel einzeln ab und legt sich wieder zum Boden zurück. Wie eine Welle bewegt das Becken den Rücken.

Es entsteht eine harmonische Bewegung, die Ihre Wirbelsäule geschmeidig macht.

Kleine Rückenlektion 3

- Legen Sie sich auf den Rücken. Spüren Sie Ihre liegende Position? Wie Atmen Sie?
- Fühlen Sie der Einatmung und der Ausatmung nach. Verfolgen Sie den Weg, den Ihre Atemluft macht, wenn Sie durch Ihre Nase einströmt. Wie weit im Brust- und Bauchraum können Sie diese Atembewegung spüren? Machen Sie mehrere Atemzüge in Ihrem eigenen Atemrhythmus und verfolgen Sie diese Atemzüge mit Ihrem Bewusstsein.
- Machen Sie eine Pause und spüren Sie der Bewegung nach.
- Ziehen Sie jetzt beide Knie zu sich heran und umfassen Sie mit Ihren Händen je einen Unterschenkel und zwar unterhalb des Knies. Lassen Sie die Beine leicht in die Grätsche fallen und beginnen Sie, sich langsam von einer Seite zur anderen zu rollen (Abb. S. 80). Strengen Sie sich dabei nicht an, sondern rollen Sie ganz einfach hin und her, ganz gemütlich. Die Rollen von einer Seite zur anderen sollen nicht schön sein in ihrer Ausführung, sondern entspannt. Nehmen Sie sich die Freiheit es sich mit dieser Bewegung gemütlich zu machen. Sie geben Ihrem Rücken hierdurch eine kleine Massage und erlauben den einzel-

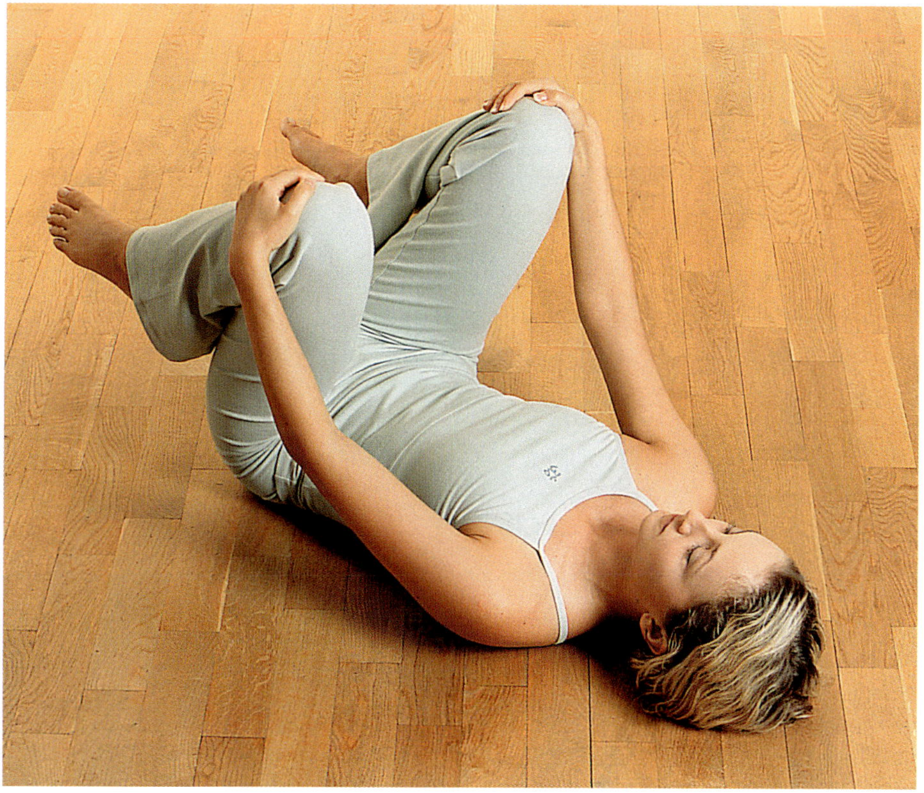

Die Hände umfassen die Knie.

»Rollen« von einer Seite

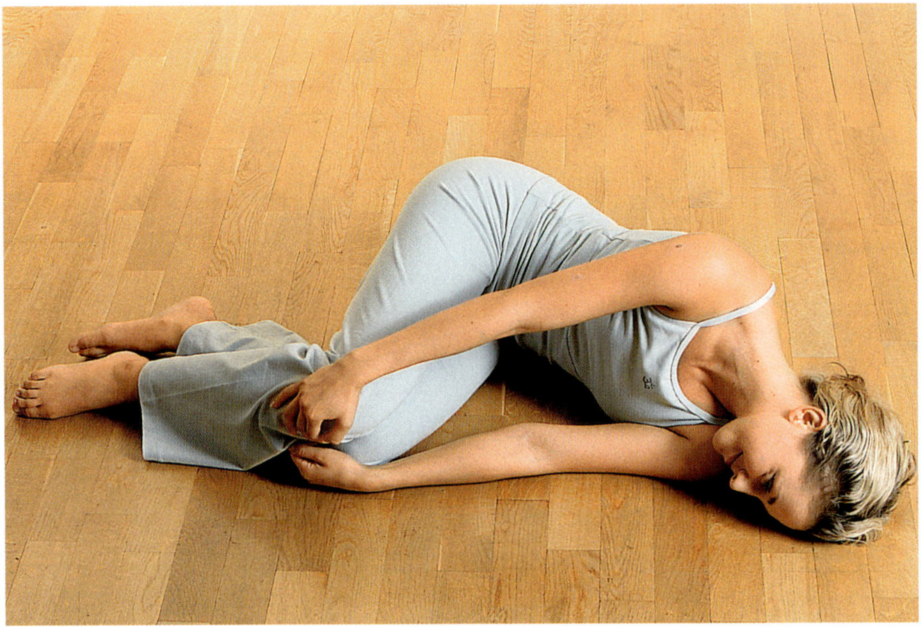

... zur anderen Seite.

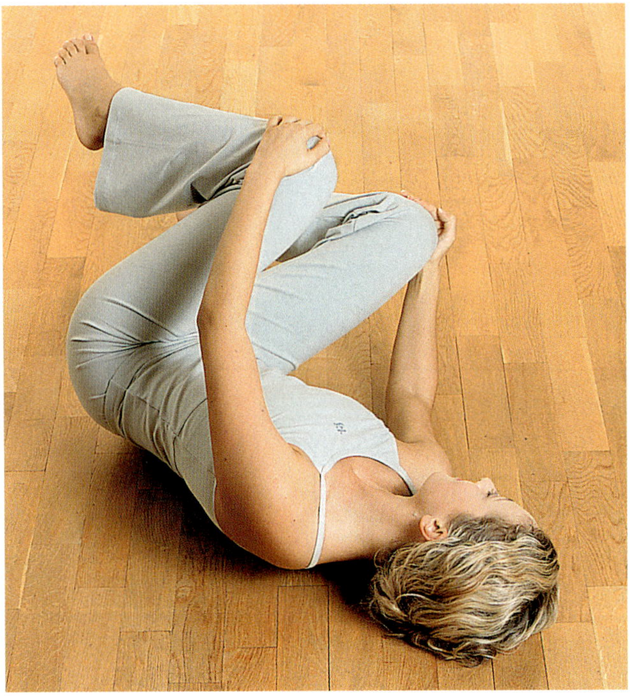

nen Wirbeln Ihrer Wirbelsäule sich mit kleinen, einfachen und geschmeidigen Bewegungen zu beteiligen. Entspannung pur für Ihren Rücken.

Kleine Hüftlektion

- Stellen Sie sich auf den Boden. Ziehen Sie Ihre Schuhe, eventuell auch Ihre Strümpfe aus. Mit Ihrem Blick nach innen gerichtet betrachten Sie Ihre Hüftgelenke. Fassen Sie mit beiden Händen in Ihre Leisten, spüren Sie mit Ihren Fingern die gelenkige Verbindung von Oberschenkel und Becken.
- Wählen Sie ein Standbein und stellen Sie sich stabil darauf. Den Fuß des freien Beines stellen Sie auf die Fußspitze. Lassen Sie Ihr Bein »twisten«. Ohne Anstrengung, ganz leicht. Gehen Sie mit Ihrer Aufmerksamkeit der Bewegung

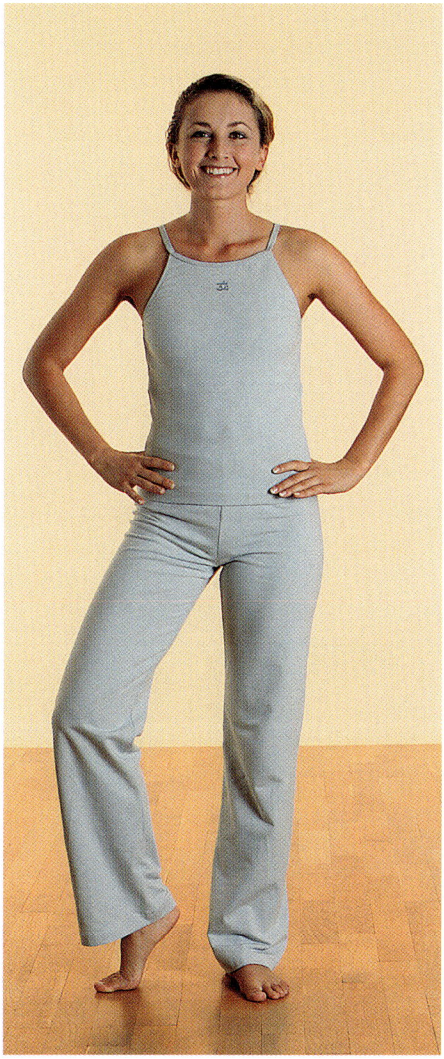

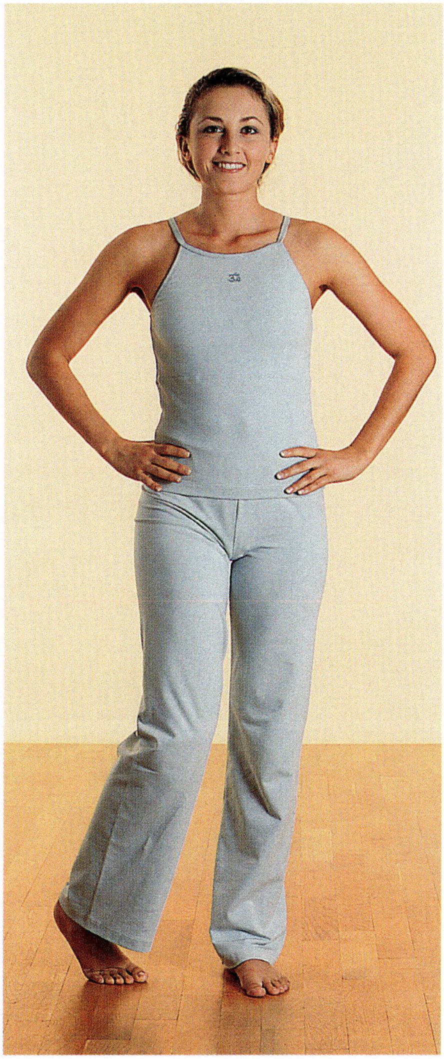

◀

Links: **Der Hüfttwist: Das Bein dreht auswärts**

Rechts: **... und einwärts.**

im Hüftgelenk nach. Spüren Sie die Drehung, den Twist, der in Ihrer Hüfte entsteht?

- Bewegen Sie in gleicher Weise Ihr zweites Bein. Diesen kleinen Hüfttwist können Sie leicht zwischendurch machen und damit Ihre Hüftgelenke entlasten.

Kleine Lektion für Knie und Hüfte

- Legen Sie sich auf den Rücken (möglichst eine glatte Unterlage) und strecken Sie die Beine aus. Wählen Sie aus, mit welchem Bein Sie die Lektion beginnen möchten, und lassen Sie das Bein am

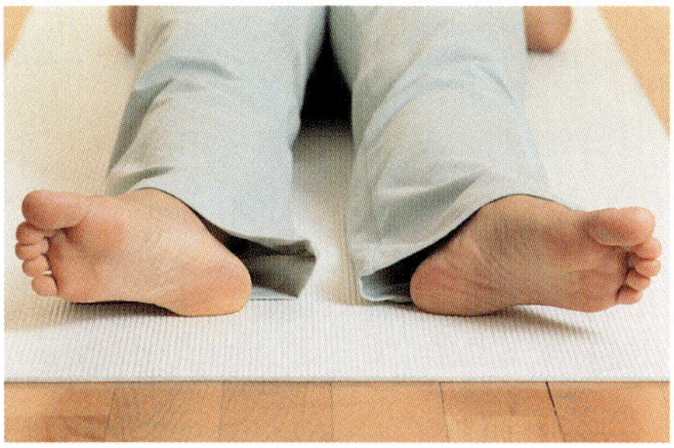

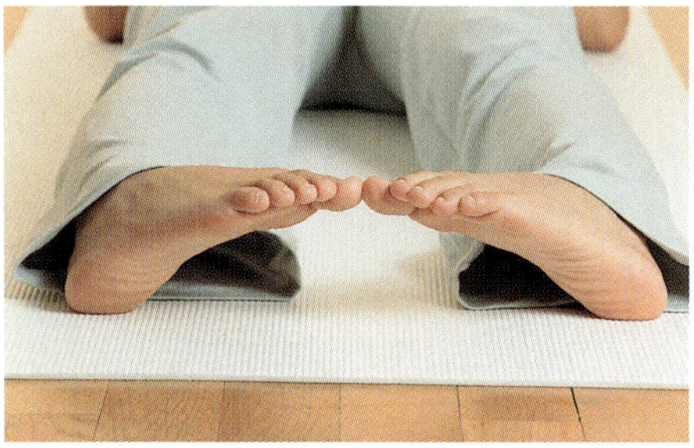

Oben: **Die Großzehen entfernen sich voneinander**

Unten: **... und bewegen sich zueinander.**

Boden hin- und herrollen. Ihr Bein bewegt sich und rollt auf der Ferse hin und her, von einer Seite zur anderen. Sie spüren in Ihrer Leiste, wie in Ihrem Hüftgelenk eine Drehung entsteht.

- Machen Sie die gleiche Bewegung dann mit dem zweiten Bein und danach bewegen Sie beide Beine gleichzeitig, indem Sie sie hin- und herrollen lassen.
- Machen Sie eine Pause und spüren Sie der Bewegung nach.
- Beginnen Sie nun mit dem rechten Bein. Beide Beine sind ausgestreckt, Sie drehen den rechten Fuß auf die Außenkante, beugen das Knie, ziehen den Fuß über die Außenkante zum Körper heran und strecken das Bein wieder. Wiederholen Sie dies mehrmals. Lassen Sie diese Bewegung ganz einfach und fast wie von selbst geschehen. Ohne Anstrengung lassen Sie Ihr Bein gleiten.
- Machen Sie danach die gleiche Bewegung mit Ihrem linken Bein. Drehen Sie wieder den Fuß auf die Außenkante und beugen Sie das Knie, um anschließend den Fuß heranzuziehen und danach das Bein wieder zu strecken.
- Zum Abschluss strecken Sie die Beine aus und lockern sie noch einmal, indem Sie sie von einer Seite zur anderen rollen lassen wie zu Beginn der Lektion.

Kleine Fußlektion

- Sie ziehen Ihre Schuhe aus und beginnen im Sitzen auf einem Stuhl. Heben Sie Ihren rechten Fuß (ca. fünf bis zehn Zentimeter) und lassen ihn zum Boden fallen (Abb. S. 83). Tun Sie dies mehrmals und spüren Sie, wie der Fuß am Boden aufkommt. Nehmen Sie danach den anderen Fuß, heben ihn auf und lassen ihn zum Boden »plumsen«.
- Danach zeihen Sie beide Fersen hoch und lassen sie zum Boden fallen. Das wiederholen Sie ebenfalls mehrfach.
- Nach einer Pause stehen Sie von Ihrem Stuhl auf und gehen einige Schritte durch den Raum. Rollen Sie dabei ganz bewusst die Fußsohlen ab, von der Ferse zur Fußspitze.
- Gehen Sie einige Schritte ganz bewusst rückwärts und setzen Sie zuerst die Fußspitze auf und rollen zur Ferse hin ab.
- Bleiben Sie stehen und wippen Sie noch einige Male von den Fersen auf die Fußspitzen.
- Zum Abschluss bleiben Sie am Platz stehen und spüren Ihren beiden Standflächen, den Fußsohlen noch einmal nach.

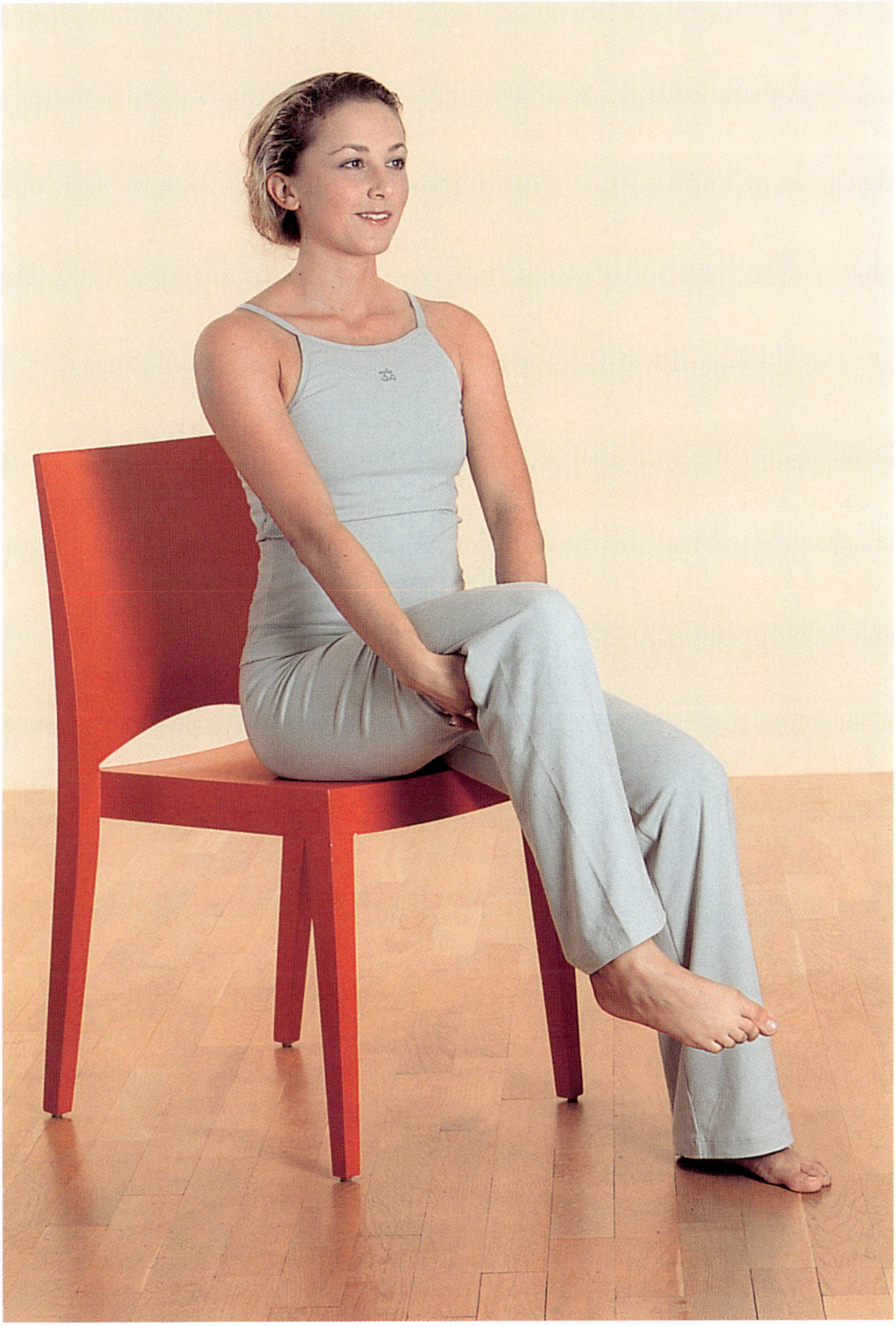

Fußkreisen.

Entspannung in der Kutscherhaltung.

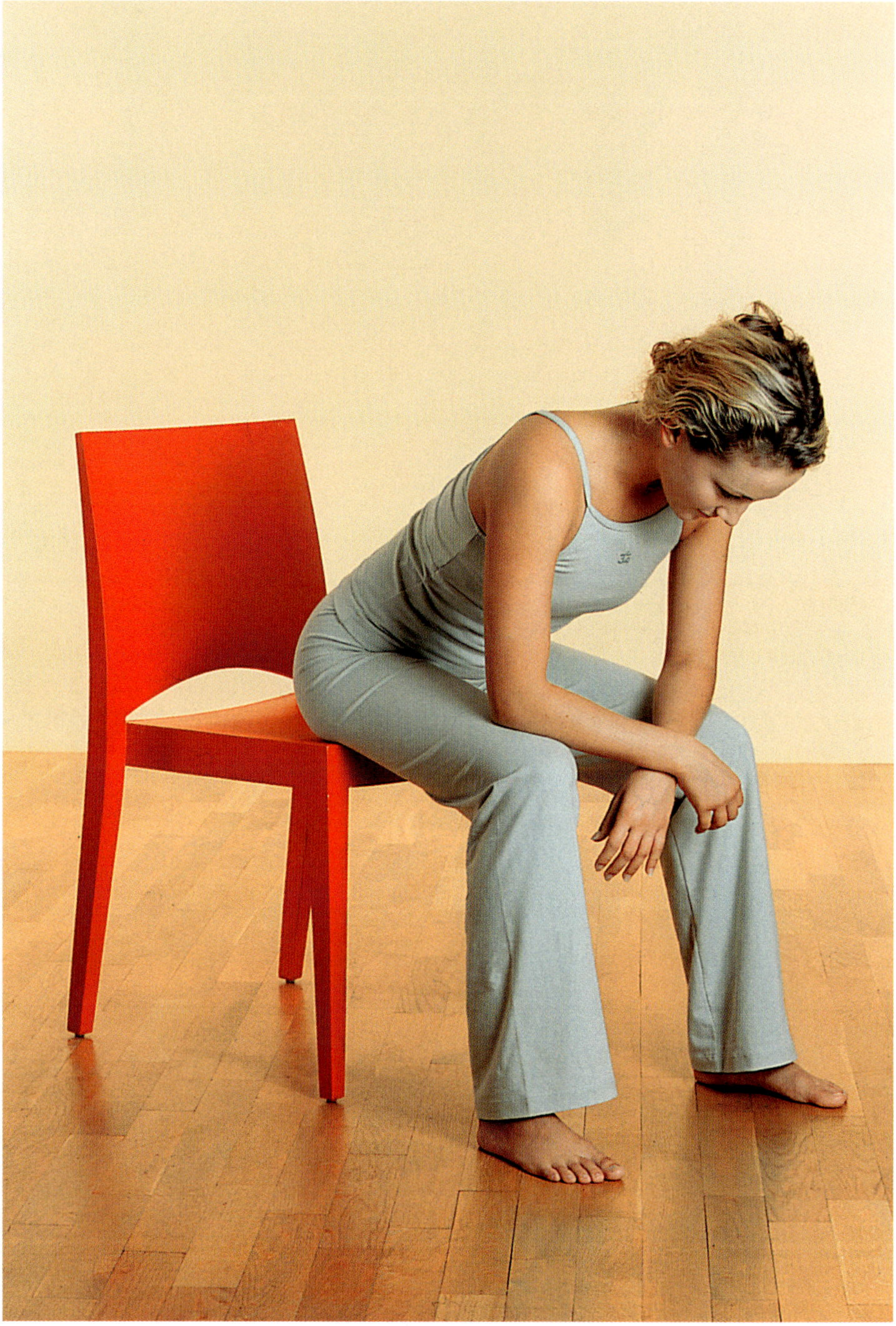

Tipps für den Alltag

Kurzentspannung in der »Kutscherhaltung«

Aus dem autogenen Training stammt diese Droschkenkutscher-Haltung. Sie eignet sich hervorragend für eine kurze Entspannung zwischendurch. Bereits nach zwei bis drei Minuten zeigt sie ihre Wirkung. Sie können aber auch länger in der Position verweilen.

- Setzen Sie sich auf einen Stuhl oder Hocker. Ihre Füße stellen Sie auf den Boden. Beugen Sie sich leicht vor und legen Sie Ihre Unterarme auf Ihre Oberschenkel (Abb. S. 84). Schließen Sie die Augen und lassen Sie Ihren Kopf ganz locker hängen. Jetzt atmen Sie ganz bewusst ein und aus. Folgen Sie nur Ihrem Atem. Spüren Sie, wie sich Ihr Oberkörper beim Einatmen ausdehnt und wie die eingeatmete Luft wieder entweicht. Bleiben Sie einige Minuten in dieser Position und atmen Sie bewusst weiter.
- Sie lösen sich ganz einfach aus dieser Entspannung, indem Sie zum Abschluss noch einmal ganz tief einatmen und sich recken und strecken, als wären Sie gerade aus einem Kurzschlaf erwacht.

»Aktives Sitzen«

Sollten Sie eine überwiegend sitzende Tätigkeit haben, nutzen Sie zwischendurch (am besten alle dreißig Minuten) eine Gelegenheit, sich entgegen der Arbeitshaltung zu bewegen.

- Kreisen Sie mit Ihren Schultern mehrmals, mal vorwärts mal rückwärts.

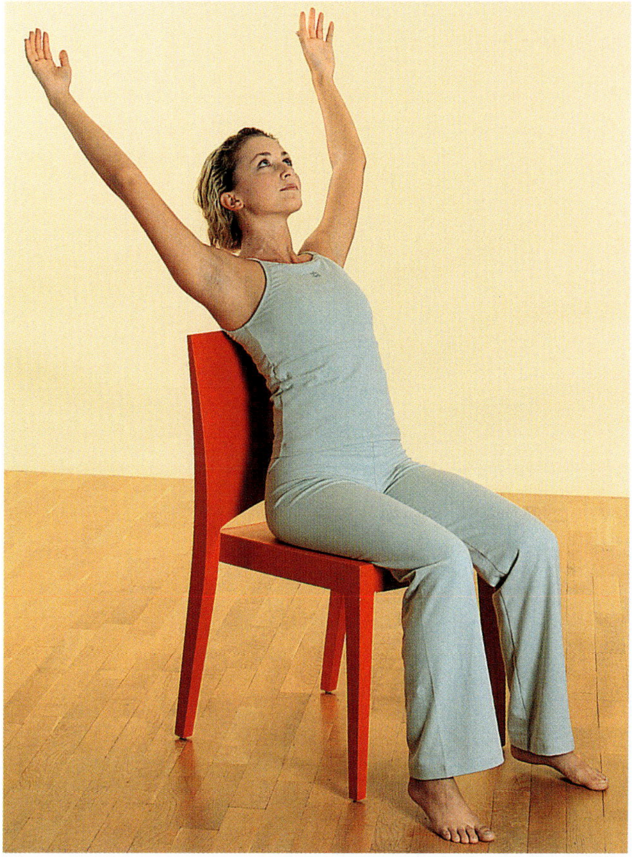

Den Rücken einfach strecken.

- Strecken Sie die Arme einfach einmal in Richtung Zimmerdecke aus, recken und strecken Sie sich wie nach dem Aufwachen.
- Verlagern Sie Ihr Gewicht von einer Beckenhälfte zur anderen (Abb. S. 86).
- Stehen Sie einfach öfter einmal auf. Manche Dinge, wie zum Beispiel telefonieren, können Sie auch im Stehen (Abb. S. 87).
- Nehmen Sie zwischendurch, wenn Sie Entspannung brauchen, egal, ob für die Augen, für Ihren Rücken oder für Ihr allgemeines Wohlbefinden, für einige

Becken schaukeln von einer Seite zur anderen.

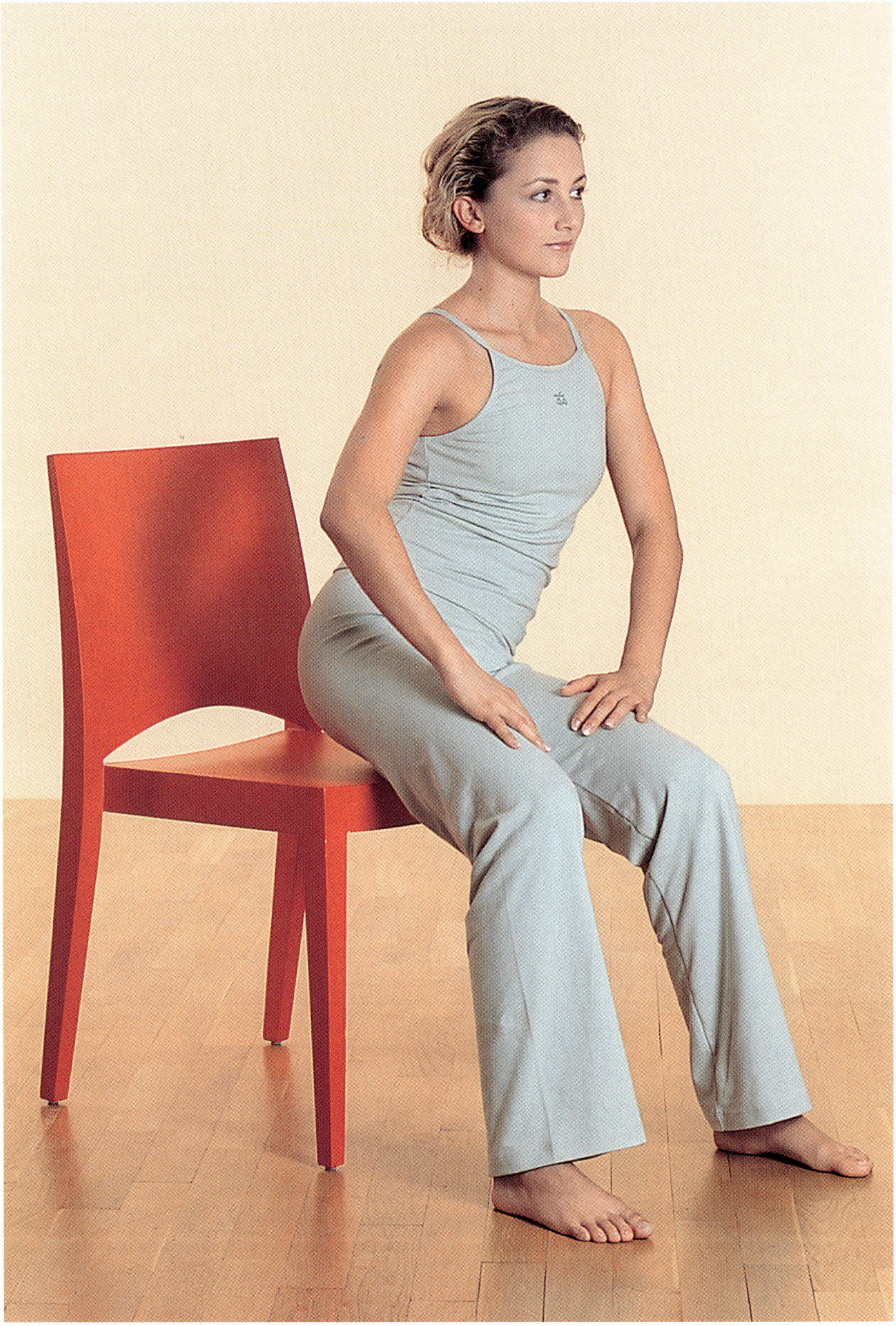

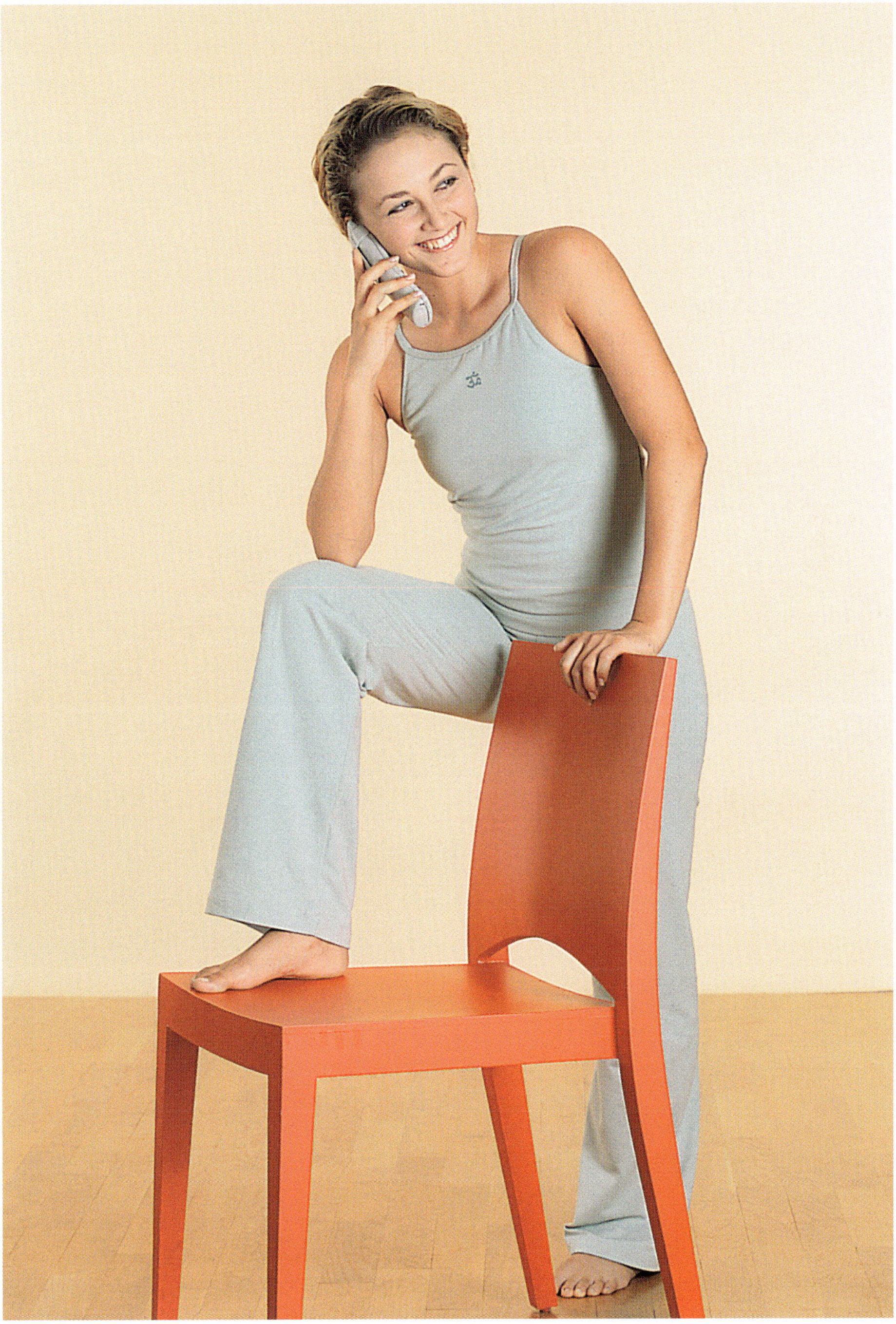

Bewegtes Sitzen: Rücken und Gelenke entlasten durch wechselnde Positionen.

Minuten die Droschkenkutscher-Haltung ein (Abb. S. 84).

- Stellen Sie sich vor Ihren Schreibtischstuhl eine kleine Fußbank. Stellen Sie von Zeit zu Zeit Ihre Füße auf diese Bank und bleiben Sie in dieser veränderten Sitzposition. Allein die veränderte Fußposition ändert auch die Rückenposition und schafft eine Sitzdynamik. Sie spüren selbst, wann es wieder Zeit ist Ihre Sitzposition erneut zu verändern.
- Wenn es Ihnen möglich ist, benutzen Sie statt eines Schreibtisch- bzw. Arbeitsstuhls zwischendurch (vielleicht nur für eine halbe Stunde oder für bestimmte Arbeiten, zu denen dieses Sitzmöbel am besten passt) einfach einmal einen Sitzball. Das bringt Sie automatisch zum aktiven und dynamischen Sitzen. Achten Sie dabei auf die für Sie richtige Größe des Balles.

Auch tiefe und bewusste Atemzüge verändern die Körperhaltung und können von Anspannung befreien. Das ist jederzeit zwischendurch möglich. Probieren Sie es aus! Die Ausatemphase ist dabei ein wenig länger als die Einatemphase.

Links: **Kurzentspannung in der Kutscherhaltung.**

Rechts: **Zwischendurch eine andere Position einnehmen und die Füße unterlagern.**

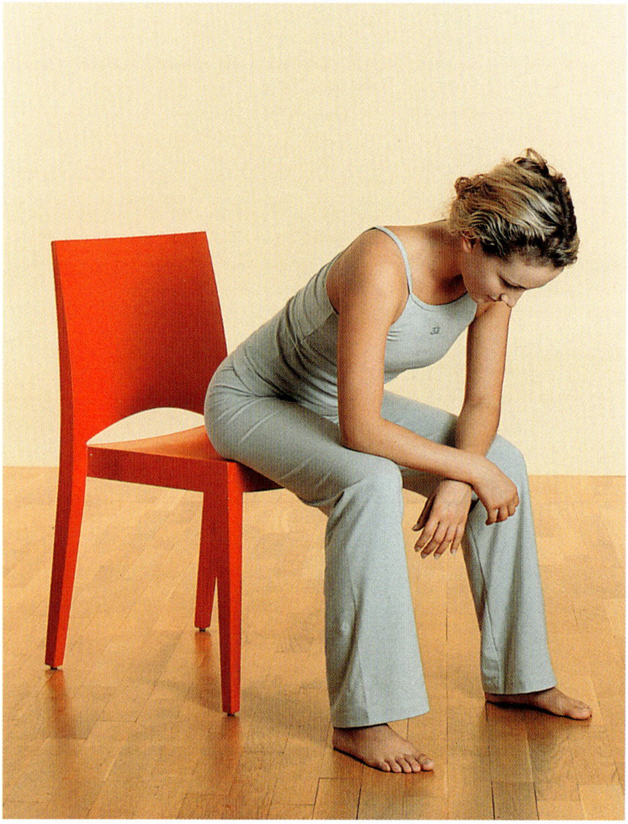

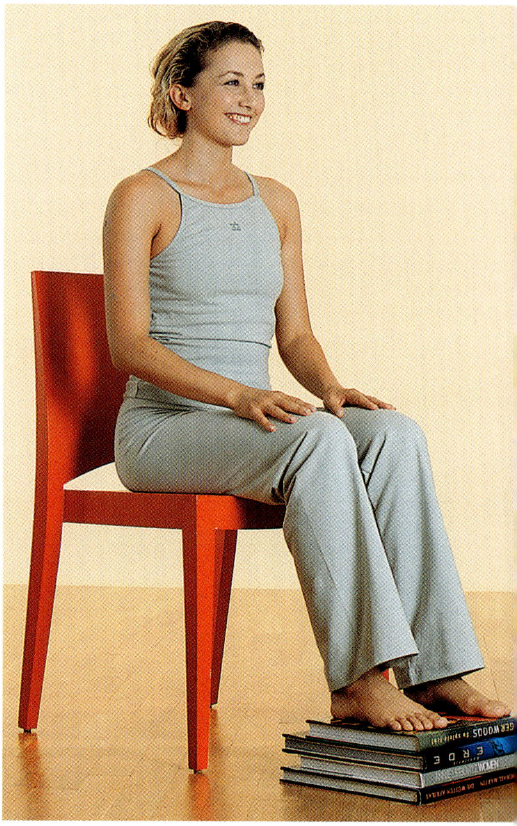

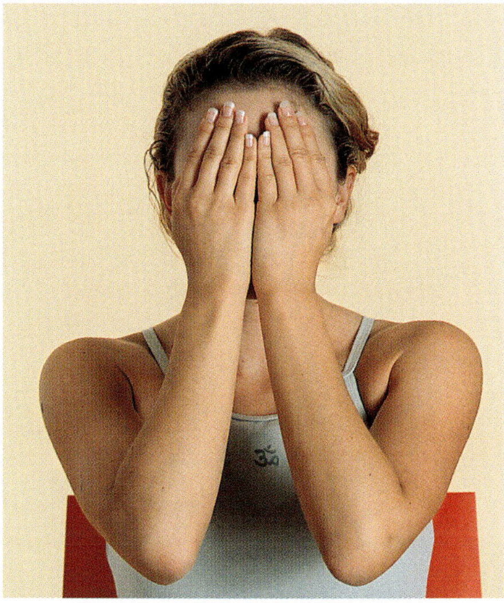

Kleine Pause für die Beine

Die Augen zwischendurch ausruhen.

Vielleicht erscheint es Ihnen wie in einem alten Western, wenn Sie Ihre Beine auf den Schreibtisch legen, aber es ist eine sehr gute Sache für Ihre Beindurchblutung und für die Entspannung Ihrer Beine bzw. für den Blutrückfluss in Ihren Venen.

- Sie können sich aber auch auf den Boden legen und Ihre Unterschenkel auf der Sitzfläche Ihres Stuhls statt auf dem Schreibtisch ablegen.
- Auch eine kleine Fußgymnastik zwischendurch wirkt Wunder bei müden

Die Beine ausruhen und die Durchblutung unterstützen.

Kleine Pause für die Augen

- Schließen Sie Ihre Augen für einige Minuten und atmen Sie einige Atemzüge tief ein und aus. Stellen Sie sich vor, Ihre Augäpfel sind ganz weich und entspannt. Atmen Sie in Ihrer Atemtiefe und in Ihrem Atemrhythmus weiter.
- Nach kurzer Zeit öffnen Sie Ihre Augen, gehen ein paar Schritte durch den Raum und schauen sich nun bewusst in Ihrer Umgebung um. Spüren Sie, wie gut die kleine Pause für Ihre Augen ist?

Das Abdecken Ihrer Augen mit Ihren Händen verstärkt den entspannenden Effekt. So beugen Sie auf einfache Art und Weise Spannungsbeschwerden der Augen vor.

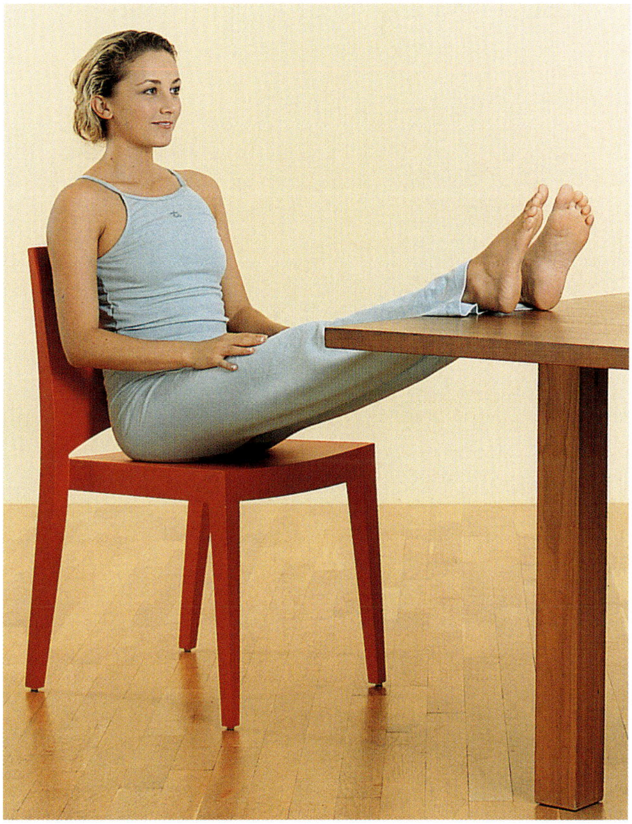

Beinen. Dazu legen Sie sich auf den Rücken, strecken die Füße in Richtung Zimmerdecke und beugen und strecken Ihre Füße.

- Falls Sie an Ihrem Arbeitsplatz überwiegend stehen müssen, verändern Sie auch hier die Position immer mal wieder. Machen Sie die Fußgymnastik zwischendurch im Stehen.

Kleine Pause für die Hände

- Strecken Sie beide Arme nach oben und winken Sie im Wechsel mit Ihren Händen, das lockert die Handgelenke. Die gleiche Bewegung können Sie ausführen, indem Sie die Arme dabei locker nach unten halten.
- Nehmen Sie die Arme noch einmal nach oben und lassen Sie Ihre Hände kreisen, zuerst die eine, dann die andere Hand, und dann beide Hände gemeinsam. Wechseln Sie die Richtungen. Spüren Sie, wie die Handgelenke den Kreis beschreiben?
- Nehmen Sie die Hände ungefähr auf Schulterhöhe und lassen Sie die Finger spreizen. Beginnen Sie mit Ihrer »Arbeitshand« und spreizen Sie danach die Finger der anderen Hand. Dann spreizen Sie die Finger beider Hände.

»Wake up« für Hände und Füße

- Nehmen Sie einen Noppenball in beide Hände und rollen Sie ihn, indem Sie die Hände leicht dagegen drücken, hin und her.
- Legen Sie den Noppenball auf Ihren (Schreib-) Tisch und rollen Sie ihn mit Ihrer rechten Hand. Benutzen Sie die gesamte Handfläche, auch die Finger und Fingerspitzen. Nun das Gleiche mit der linken Hand.
- Setzen Sie sich auf einen Stuhl. Legen Sie den Igelball unter Ihren rechten Fuß

Die Hände kreisen und bewegen die Handgelenke.

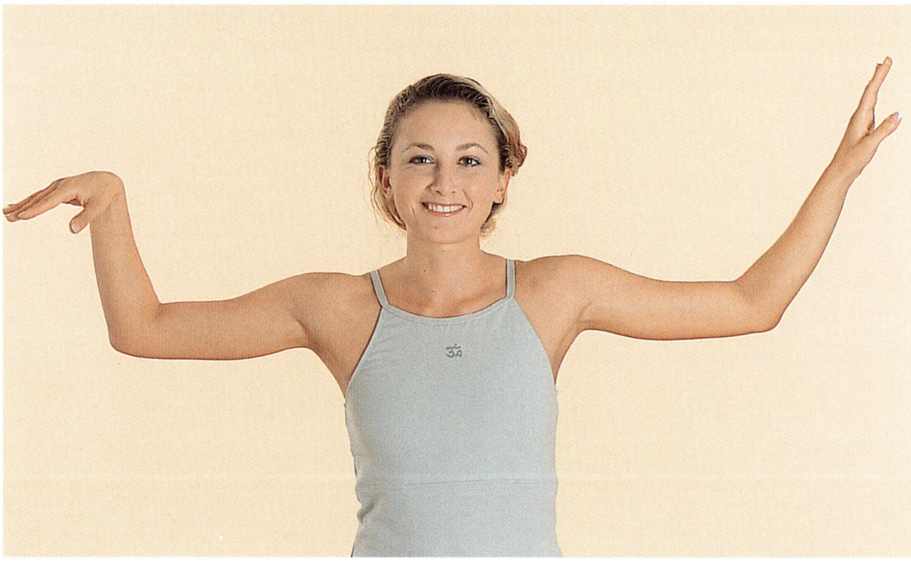

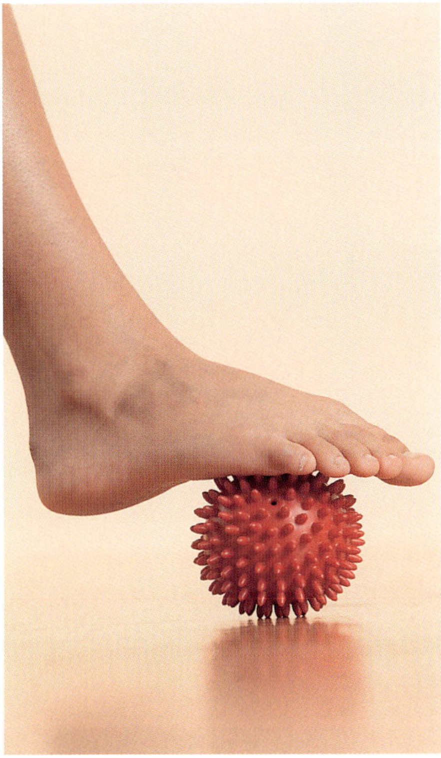

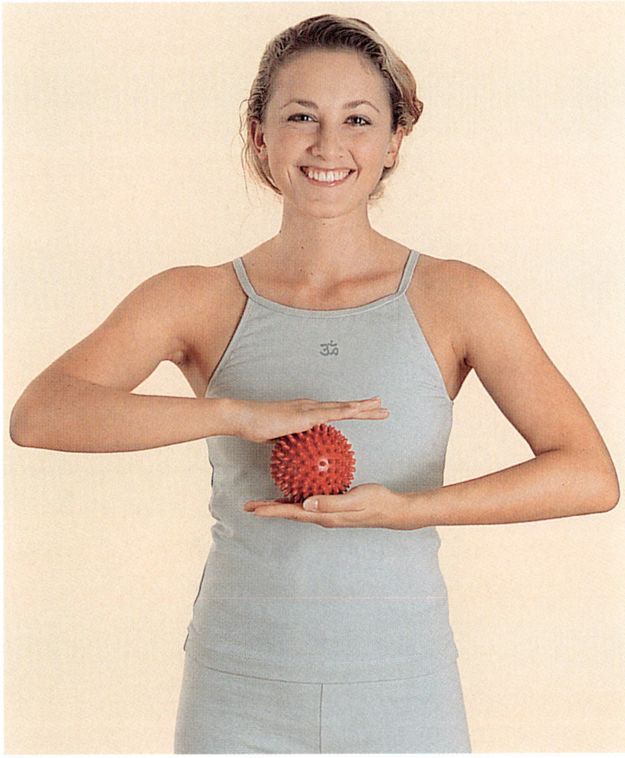

und rollen Sie ihn mit Ihrem Fuß. Spüren Sie wie der Ball Ihren Fuß massiert. Den Massagedruck können Sie selbst dosieren.

- Massieren Sie nun den linken Fuß. Sind Hände und Füße aufgewacht?

»Wake up« für den Beckenboden

- Sie sitzen auf einem Stuhl. Der innere Teil auf dem Sie sitzen ist Ihr Beckenboden. Nehmen Sie den Beckenboden erst einmal wahr. Machen Sie sich bewusst, dass Ihr Beckenboden aus elastischen Muskelfasern besteht, die sich auf- und abwärts dehnen und spannen können, wie eine Schicht übereinander liegender Gummibänder. In Ihrer Vorstellung ziehen Sie diesen elastischen Boden nach innen oben in Richtung Bauchnabel. Versuchen Sie das mehrere Male, bis Sie einen leichten Bewegungsimpuls im unteren Bauch spüren.

Beobachten Sie dabei den Fluss Ihres Atems. Ist es möglich den Beckenboden anzuheben und den Atem dabei gleichmäßig weiterfließen zu lassen? Probieren Sie es einmal aus. Wenn Sie das einige Male im Laufe eines Tages tun, werden Sie bald ein »Beckenbodenprofi« sein, und Sie können diese Übung dann überall zwischendurch ausführen.

Links: **Der Fuß rollt den Igelball.**

Rechts: **Die Hände rollen den Igelball.**

Register

Nachwort

Haben Sie in diesem Buch Ihre Lieblingslektion gefunden? Oder ist es Ihnen gelungen, aus dem Kapitel »Tipps für den Alltag« etwas in Ihren Alltag zu integrieren?
Das würde mich sehr freuen. Doch denken Sie bitte daran: Positive Veränderungen brauchen ihre Zeit.

Von Mark Twain stammt das Zitat:
»Unbequem gewordene Gewohnheiten und Eigenarten soll man nicht einfach so aus dem Fenster werfen, sondern sie ganz langsam aus dem Haus geleiten!«

Sie dürfen sich also Zeit lassen für Ihre persönliche Bewegungsentwicklung.

Ich wünsche Ihnen viel Freude bei Ihren Feldenkrais-Lektionen.

Carola Bleis

Autorin

Carola Bleis ist Dozentin für Bewegungstherapien und Massage an unterschiedlichen Schulen für Physiotherapie und an verschiedenen Erwachsenenbildungsstätten und leitet Weiterbildung im Bereich Wellness. Seit über zehn Jahren beschäftigt sie sich mit der Feldenkrais-Methode. Sie ist ausgebildete Feldenkrais-Lehrerin und leitet Feldenkrais-Bewegungskurse an Volkshochschulen und in Fitness-Centern.

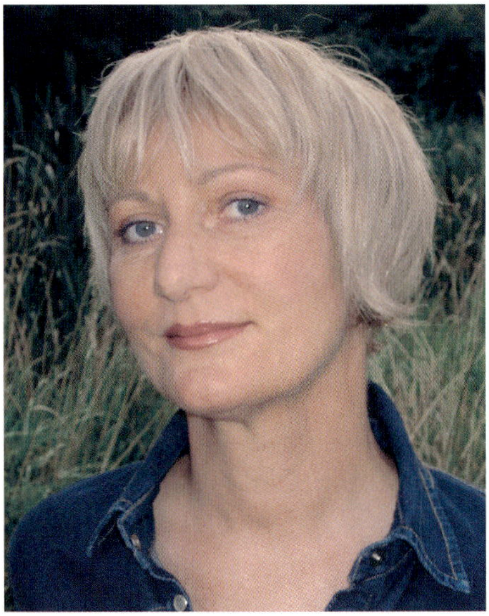

Danksagung

Wir bedanken uns bei der Firma Danskin für die freundliche Unterstützung und die Einkleidung unseres Models.

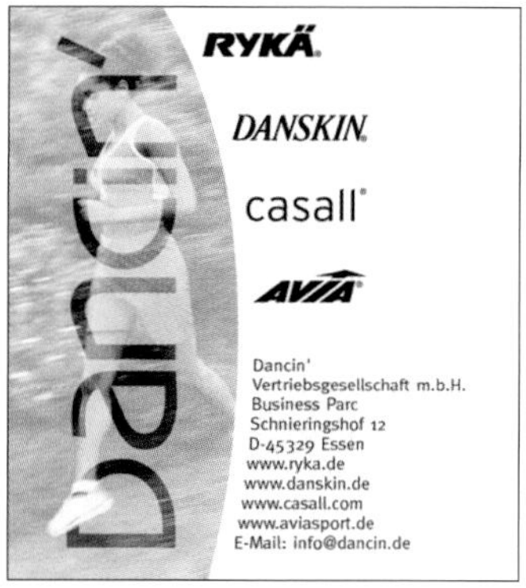

Hinweis

Das vorliegende Buch wurde sorgfältig erarbeitet. Dennoch erfolgen alle Angaben ohne Gewähr. Weder Autorin noch Verlag können für eventuelle Nachteile oder Schäden, die aus den im Buch vorgestellten Übungen und Informationen resultieren, eine Haftung übernehmen. Im Zweifelsfall ist immer ein Arzt aufzusuchen.

Bibliografische Information der Deutschen Bibliothek
Die Deutsche Bibliothek verzeichnet diese Publikation in der Deutschen Nationalbibliografie; detaillierte bibliografische Daten sind im Internet über http://dnb.ddb.de abrufbar.

BLV Verlagsgesellschaft mbH
München Wien Zürich
80797 München

Alle Fotos Ulli Seer, außer:
AKG-Images: S. 12
Corbis/Chris Carroll: S. 7 links
Corbis: S. 7 rechts
Illuscope digital solutions GmbH: S. 14
Grafiken: Jörg Mair

Umschlaggestaltung: Karin Niedermeier, München
Umschlagfoto: Karin Niedermeier
Lektorat: Maritta Kremmler
Herstellung: Angelika Tröger
Layoutkonzept Innenteil: Ruth Bost
Satz: Uhl+Massopust, Aalen

Gedruckt auf chlorfrei gebleichtem Papier

Printed in Germany
ISBN 3-405-16804-X